闵行区科普资助项目
上海市医学重点专科基金资助项目

从"难言之隐"到"心头敞亮"

泌尿外科行医札记

王 伟·编 著
施国伟·审 阅

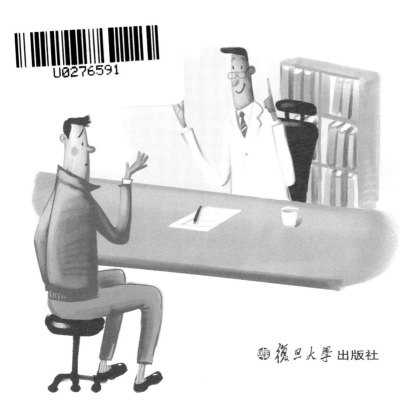

U0276591

复旦大學 出版社

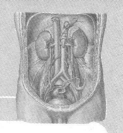

作者简介

　　王伟,医学博士,副主任医师。毕业于复旦大学,在校期间获上海市普通高等学校优秀毕业生称号、复旦大学一等奖学金多次。2011～2012年赴美国加州大学旧金山分校学习,2016年受国家卫健委人才交流中心委派赴德国马丁路德大学学习,2017～2018年参加哈佛大学国际临床研究学者培训项目。

　　目前于复旦大学附属上海市第五人民医院、复旦大学循证医学中心、复旦大学泌尿外科研究所工作。现为中华医学会临床流行病学和循证医学分会青年委员、上海市医学会临床流行病学和循证医学分会委员、上海市中西医结合学会男科学分会前列腺学组委员、复旦大学外科学系秘书、复旦大学循证医学中心教师、上海市住院医师规范化培训考官。曾任院团委书记和青年联谊会主席、复旦大学泌尿外科研究所秘书、加州大学旧金山分校中国学生学者联谊会共同主席。

　　研究领域为泌尿系疾病诊治、医学教学、医学科普等。主持上海市科委自然科学基金、上海市卫健委青年基金、中华医学会医学教育分会课题各1项。研究成果获牛津大学Evidence Live 2018、国际泌尿外科学会(SIU)年会等会议邀请发言或展示,获2016年中华医学会医学教育和医学教育管理百篇优秀论文二等奖。

现为上海市科普作家协会会员、上海市卫健委"医苑新星"健康讲师、"达医晓护"医学科普全媒体平台《泌尿疾病那些事儿》杂志主编,参编《前列腺疾病防治》《专家细说尿石症》等科普著作11本,获授权专利5项。获2017年闵行区科普讲解大赛一等奖,入围2018年上海市科普讲解大赛决赛。

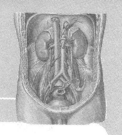

序　一

　　肾脏、输尿管、膀胱与尿道构成了泌尿系统,负责排泄尿液,是人体重要的组成部分之一,当然,肾脏还有许多重要的内分泌功能。泌尿系统的疾病无论是肿瘤、结石、梗阻、畸形乃至炎症常需外科手术处理,因此从 20 世纪 30～40 年代起泌尿外科逐步形成与成熟。由于男性的生殖系统与泌尿系统近在咫尺,前列腺包绕了尿道、精液的排出甚至用了尿道的下口作为终端,两个系统关系紧密、休戚与共,于是便也归属了泌尿外科的诊疗领域。

　　随着经济的发展、人均寿命的延长,当然也是由于诊断技术的进步和民众体格检查的普及等,泌尿外科领域的疾病和相关问题也不断增加。但是由于我国传统文化语境的特质,民众对此类疾病和问题常有难以表述之感,而医师亦由于诊疗的繁忙"一言难尽",有时也难以向病人清晰解释。解决的办法是加大科学普及力度,将这些疾病和问题的来龙去脉、防治之道写成文字、传播于公众,即如本书之书名使"难言之隐"者"心头敞亮"起来,使患者得以准确治疗、无病者亦可知预防之法。

　　我国政府一贯重视科学普及,近年更是大力提倡。我国医务人员积极响应,繁忙工作之余努力为之。其中,我觉得泌尿外科同道似乎更是积极些,相关书籍不断问世。复旦大学附属上海市第五人民医院泌尿外科王伟博士亦撰成《从"难言之隐"到"心头敞亮"——泌尿外科行医札记》一书,尽述泌尿生殖系统之疾病与问题。

王博士将书稿交我先阅，我注意到此书内容涵盖了泌尿生殖系统之常见疾病与问题，不但全面，还包括了许多新的诊疗技术。王博士已从事泌尿外科工作10余年，并曾在美、德等国著名学府进修学习，学养深厚，自有作此等著述之基础。书中表述事实之语言流畅、比喻形象、文字通俗易懂，这些都是一本优秀的科普书必备的品质。王博士是上海科普作家协会成员，自有此功力，也不必说了。

值得一说的是：近年在医学教育中有"叙事医学"的提法，即将医学知识融入患者的生活环境、心理活动中使学员接受，使医学真正体现其"生物-心理-社会"的模式。医学生学习如此，其实将医学知识普及给民众的医学科普，也更应该将生冷枯燥的医学知识以叙事的形式，带上患者的体温，鲜活地传递给民众。作者在这方面做了尝试，以医生临床诊疗札记的形式，从一个个具体的病例展开对这种疾病知识的介绍，我以为是成功的。王博士能写出这样"接地气"的作品，我认为是与他有丰富的临床实践经验，在临床实践中不仅关注病，而且关注生病的"人"的人文精神有关。人们常说"文如其人"，诚哉斯言。

我得缘先读此书，不仅学习了其中的泌尿外科知识，也因而进一步确信：医学科普，至少临床医学部分，可以、也应该取叙事医学的手法。而欲写好叙事的医学科普，作者除了应该具有丰厚的医学知识、相当的科普写作能力，还应该有对于患者，乃至于对于读者的人文关怀之情。王博士在这方面做了很好的探索，值得赞扬，这本书也值得推荐给广大读者。这便是我要说的话，如蒙放在卷首，也可算作是序。

上海市科普作家协会原理事长
复旦大学上海医学院内科学教授

2019年9月

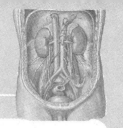

序　二

　　近年来,随着人民群众生活水平的不断提高,人们对健康方面的需求也日渐提高,迫切希望获得疾病预防及诊治方面的知识。在现实生活中科普重要性日渐受到广泛的关注,社会期盼着大量优秀的科普作品。在这种情况下,许多形形色色的伪劣科普作品乘虚而入。它们泥沙俱下,鱼龙混杂,真假难辨,其中不乏许多披着科普外衣、暗度陈仓的伪科普,使广大群众深受其害。我们医务工作者必须拿起科普的武器,占领科普的阵地,旗帜鲜明地进行医学科普,完成历史赋予我们的神圣职责。

　　泌尿外科疾病有其特殊性,特别是其私密性,曾有一段时期里,科普的阵地充斥虚假广告,搞得乌烟瘴气,广大群众则深受其害。

　　王伟医生从事泌尿外科的临床、教学、科研工作多年,取得了骄人的业绩。他积极参与各项社会活动。去年,他受组织派遣,赴云南援边。在出色完成医疗工作的同时,还完成了科普创作的工作,写就了《从"难言之隐"到"心头敞亮"——泌尿外科行医札记》一书。本书采取叙事的方式,结合自己从事医学工作和医学科普过程中遇到的大量生动有趣的实例,把广大群众纠结的问题展现出来,抽丝剥茧,揭示问题的症结,很接地气。科普作品必须具有科学性、思想性、趣味性、通俗性、艺术性、逻辑性。科学性是科普作品的灵魂。没有科学性,再精彩的作品也不能称之为科普作品。医生的科普作品包含3

个要素：医学、医生、患者。医生不仅要运用自己掌握的医学知识为患者服务，还要使自己的主观努力取得良好的客观疗效，且被患者认可。除了医生的水平要高，还要让患者理解、接受，科普就是十分重要的环节。如果科普作品能把医学知识、理论及方法，以非专业的读者能够看得懂的形式展现出来，传播科学思想，发扬科学精神，把主流的科学观点告诉大众，使医学科学的每一点进展，不仅表现在临床上，还表现在能够被广大群众理解和掌握，成为人们的常识，那就是最大的成功！

期待《泌尿外科行医札记》的出版能取得成功！

复旦大学附属上海市第五人民医院泌尿外科　主任医师、教授

中国科普作家协会会员

上海市科普作家协会会员

上海市优秀科普作家

何家扬

2019 年 9 月

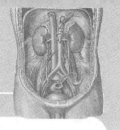

前　言

　　近年来，随着人民群众生活水平的提高，社会人口老龄化趋势的加快，泌尿系统疾病的患病率逐渐增高，常常给患者的生活和工作带来不便和痛苦。体检的普及，也使众多受检者迫切希望知道如何对待体检中发现的泌尿系统的问题。泌尿系统疾病由于其私密性的特点，常常被看作"难言之隐"，患者难于启齿，因而未能及时就医；也有患者对这类疾病的了解和认识不足，导致贻误治疗时机；更有媒体上的不实广告和伪科普，误导患者，使患者蒙受巨大的损失和伤害。因此，有必要向广大群众科普泌尿系统疾病的防治知识。

　　叙事医学由美国哥伦比亚大学教授丽塔·卡蓉提出，她提倡医者把从医过程中正规病历之外的细枝末节、心理过程乃至家属的感受都记录下来，使临床医学更加富有人性，更加充满温情，从而弥合技术与人性的鸿沟，丰富人类对生死、疾苦的理解和认知，也为紧张的医患关系"松绑"，令医学人文精神回归。叙事医学因此在国内逐渐受到重视和推动，原全国政协副主席韩启德院士就曾在第二届中国医学人文大会上指出，要推动叙事医学的发展。

　　叙事医学讲述的故事，更能打动人，更能引起读者的共鸣，更引人入胜。本书采用叙事医学的方式，将"讲故事"和"讲科普"结合起来，通过临床亲身经历的讲述引出知识点，对常见泌尿系统疾病（如良性前列腺增生、泌尿系统结石、尿路感染、泌尿系统肿瘤、泌尿系统畸形等)的诊疗知识进行科普,旨在帮助读者了解如何防治常见泌尿系统疾病。

　　本书内容丰富,贴近读者的需求,涵盖了泌尿系统的常见和多发疾病;结合本领域最新的医学进展,介绍近年来出现的有价值的新诊疗技术;力求使用通俗易懂的语言文字,使读者易于理解。本人在临床一线工作多年,有丰富的临床经验,热爱医学科普,现为上海市科普作家协会会员、上海市卫健委"医苑新星"健康讲师、"达医晓护"医学科普全媒体平台《泌尿疾病那些事儿》杂志主编,参编《前列腺疾病防治》《专家细说尿石症》等科普著作 11 本,科普杂志撰文多篇,获 2017 年闵行区科普讲解大赛一等奖,入围 2018 年上海市科普讲解大赛决赛。但由于水平有限,书中定有不足和疏漏之处,敬请读者谅解。

2019 年 8 月

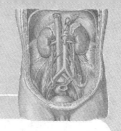

目 录

肿瘤篇

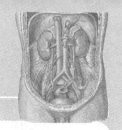

一种由 343 个氨基酸构成的糖蛋白

　　如今，随着各大医院及体检机构检查技术和设备的不断更新，在体检报告单中出现了一些筛查肿瘤的指标，而异常指标的出现可能会让人惊慌失措。究竟哪些异常需要引起警惕，哪些又属于正常范围呢？本文介绍一项前列腺癌的肿瘤标志物，这是一种由 343 个氨基酸构成的糖蛋白，称为前列腺特异性抗原（prostate specific antigen，PSA）。

　　王老伯今年 62 岁，参加单位组织的体检，抽血查了一些肿瘤指标，其中有一项叫 PSA。他的 PSA 检查结果是 6.8 ng/mL，而报告单上标注的正常参考值范围为 0～4 ng/mL。王老伯有些着急，因为他曾在手机信息上看到这个指标和前列腺癌有关。第 2 天，王老伯就立马来泌尿外科门诊咨询了。

　　王老伯刚刚坐下，马上就开问了："王医生，我是不是得前列腺癌了？你就跟我直说吧，我有心理准备。"虽然他说有心理准备，但看得出他一脸紧张，拿报告单的那只手一直在不停地发抖。不了解具体情况时，不能轻易地作出论断，也不能马上对患者进行安慰，刻意的安慰反而会造成患者的怀疑。所以在简单地问候之后，我把注意力集中在报告单上。他的血清 PSA 检测值为 6.8 ng/mL，确实高于正常参考值范围（0～4 ng/mL）。这个时候泌尿外科医生就要看 fPSA/

tPSA(游离 PSA/总 PSA)的比值了，如果比值＜0.16，就需要做进一步检查，而王老伯的比值为 0.25（＞0.16）。

光看这些还不够，还得做前列腺直肠指诊，摸摸前列腺有没有肿块，质地是否正常，所以我请王老伯做这个检查。这个检查患者会稍微有些不适，虽然王老伯在体检时已经做过，但是他还是很配合。直肠指诊发现他的前列腺轻度增大、质韧，但没有发现其他异常。

我又问王老伯："您有没有服用过治疗前列腺增生的药物，比如说非那雄胺啊？"我之所以这么问，是因为这个药物会降低 PSA，影响我们的判断。王老伯告诉我，从来没有因为前列腺增生看过病，平时小便还蛮通畅，晚上一般 1 次，偶尔水喝多了会 2 次。

我又接着问："那您上次体检时抽血，是在直肠指诊之前还是之后啊？"我之所以这么问，是因为直肠指检特别是前列腺按摩，有可能会导致 PSA 增高。王老伯说："抽血要空腹的，当然是先抽血呀。"我听完后笑道："没事儿，暂时不要紧。"看到王老伯很诧异，我又接着说："目前看来呀，虽然您的 PSA 指标增高，但还不能和前列腺癌画等号，有一部分良性前列腺增生的患者 PSA 也会增高。但您以后每年至少要查一次 PSA，做一次肛指检查，也就是说定期随访。如果您实在不放心的话，也可以做一个名为前列腺磁共振弥散加权的检查，可以进一步帮助判断有没有患前列腺癌，但我觉得目前还没这个必要。"

其实在门诊，像王老伯这样对 PSA 检查结果不明白而前来咨询的患者还有很多。那究竟什么是 PSA 呢？fPSA/tPSA 又是什么呢？PSA 指标增高时要怎么办呢？

PSA: 判断前列腺癌的重要指标

PSA 是"前列腺特异性抗原"的英文缩写。它是一种由前列腺上皮细胞产生的糖蛋白,共含有343个氨基酸,在前列腺的腺泡和腺管上皮细胞内合成,通常在精浆内的浓度较高,而血清中浓度很低。血清中的PSA约85%与蛋白结合而成为蛋白复合物,称为结合前列腺特异性抗原(cPSA),另外15%未结合的部分,称为游离前列腺特异性抗原(fPSA),两者之和就是总前列腺特异性抗原(tPSA)。而一般检查得出的PSA指的就是tPSA。

血清PSA对区分良性前列腺增生和前列腺癌确实有重要的价值。当患者患前列腺癌后,癌细胞会破坏前列腺上皮血管屏障,PSA因此会大量进入血液,导致血液中PSA含量明显升高。所以,血清PSA升高,提示存在前列腺癌的可能性。因此,一般把PSA作为前列腺癌的肿瘤标志物,通常<4 ng/mL是PSA的正常范围。

PSA升高≠前列腺癌

那么,PSA升高就一定是患上前列腺癌了吗?答案是否定的。PSA只对前列腺组织有特异性,而对前列腺癌并无特异性。血清PSA的表达受到多种生理和病理因素的影响。除前列腺癌患者的血清PSA可以增高外,急性前列腺炎、急性尿潴留、射精、前列腺按摩、前列腺穿刺活检后PSA也会上升,甚至前列腺体积较大时PSA也会升高。一般情况下,前列腺按摩可使PSA增高1倍,一周后才会降至正常,膀胱镜检查可使其增高4倍,前列腺穿刺或TURP可增高50～60倍,约6周后降至基础值。也就是说,PSA虽然目前被用于筛查前列腺癌,但在诊断前列腺癌的特异性方面还不能令人满意。因此,要理性看待PSA增高,切不可一旦发现PSA增高就怀疑得了前列腺癌。

fPSA——PSA 的衍生指标

泌尿外科医生在用 PSA 辨别患者是否存在前列腺癌的过程中，发现有些人 PSA > 4 ng/mL,但前列腺穿刺活检结果却不是前列腺癌，而是良性的前列腺增生或前列腺炎。科学家们为了提高 PSA 诊断前列腺癌的准确性，又推出 fPSA 这个指标。fPSA 是游离前列腺特异抗原的英文缩写，测定 fPSA 并计算 fPSA 和 tPSA 的比值，可以提高 PSA 检测前列腺癌的特异性。当 PSA 在 $4 \sim 10$ ng/mL 之间，如 fPSA/tPSA < 0.16,就要怀疑患有前列腺癌的可能，需要接受前列腺穿刺活检。

前列腺穿刺活检的指征

前列腺穿刺活检是诊断前列腺癌的金标准，即取少量前列腺组织作显微镜下的病理学检查。根据中华医学会泌尿外科分会最新的前列腺癌诊疗指南，当 PSA>10 ng/mL 或者 PSA 处于 $4 \sim 10$ ng/mL 而 fPSA/tPSA<0.16 时，需要进行前列腺穿刺活检。此外，当肛指检查发现前列腺有结节或者前列腺磁共振检查发现可疑病灶时，也需要进行前列腺穿刺活检。前文所述的王老伯，他的 tPSA 检查结果为 6.8 ng/mL,但 fPSA/tPSA 为 0.25,肛指检查阴性，所以虽然 tPSA>4 ng/mL,但没有穿刺指征，每年随访即可。PSA 增高和前列腺癌之间并不能画等号。tPSA 增高时，记得要检查 fPSA 和行肛指检查，必要时还可以行前列腺磁共振弥散加权成像检查。

肿瘤标志物——从 PSA 衍生开来的话题

这是一个大众关注度非常高的话题。肿瘤标志物是肿瘤细胞由于其生物化学性质及代谢的异常，在肿瘤患者的体液、排泄物及组织中出现质或量上改变的物质。例如，肝细胞癌患者血甲胎蛋白（AFP）明显增高，前列腺癌患者血 PSA 明显增高。正常细胞的蛋白质变化具有规律，在量的表现上也是受控制的，不论是多了或少了都是非正常的表现，因此任何因素影响细胞的功能和生命，都会在蛋白质的量上和结构上发生变化，这就是肿瘤标志物用于临床检查的基础。肿瘤标志物主要有酶与同工酶（即生物体内催化相同反应而结构不同的酶）、蛋白质、肿瘤代谢物、激素与异位激素 4 大类。20 世纪 80 年代以来，大量肿瘤相关基因被发现后，肿瘤标志物的应用提高到了基因水平，如 P53 的点突变、Ras 基因的点突变、N－myc 的基因扩增、抗癌基因 Rb 的丢失、ABL 基因等，但基因标志物目前主要用于科研领域。

科学看待肿瘤标志物

肿瘤标志物在临床上主要用于对原发肿瘤的发现、肿瘤高危人群的筛选、良性和恶性肿瘤的鉴别诊断、肿瘤发展程度的判断、肿瘤治疗效果的观察和评价，以及肿瘤复发和预后的预测等。例如，当老年男性体检发现 PSA＞10 ng/mL 时，就高度怀疑其患有前列腺癌，需行前列腺穿刺活检。当前列腺癌患者接受内分泌治疗后，需定期随访 PSA，以了解内分泌治疗的效果。若治疗后 PSA 仍持续增高，有可能发展成激素非依赖性前列腺癌，需考虑改变治疗方案而采取化疗。

是否肿瘤标志物增高一定就提示患有肿瘤？答案是否定的。健康体检时，许多人发现肿瘤标志物超出正常参考范围，就很惊慌，以为自己得了肿瘤。实际上，大多数肿瘤标志物在正常人体内也有微量显示，而且个体水平相差较大。也就是说，健康体检发现某种肿瘤标志物稍微超出正常参考值范围，并不能说明一定患了恶性肿瘤。因此，一旦发现自己某项肿瘤标志物数值偏高，不要过度惊恐，最好找专科医师咨询，并进一步做相关检查。

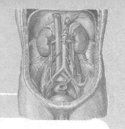

活检：诊断前列腺癌的金标准

　　2016年3月5日，学雷锋纪念日，我与来自复旦大学各家附属医院的数十位青年医务人员一起，参加了上海市第二十三届"医苑新星"大型义诊，力争将优质医疗服务送到社区百姓身边（图1）。义诊在浦东新区"百联社区商业中心"广场举行，吸引不少上海市民专程前来咨询。现场人头攒动，气氛热烈，大家对每位前来咨询的患者仔细倾听，耐心解释。人们咨询较多的泌尿外科相关的问题，其实也就是有关泌尿外科常见病、多发病的问题。例如，泌尿系结石怎么预防复发？良性前列腺增生该如何科学用药？等等。

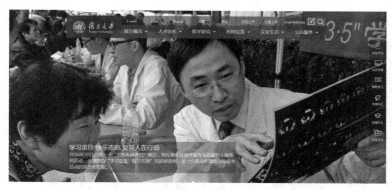

图1　参加2016年上海市第二十三届"医苑新星"大型义诊

但有好几位男士咨询了一个相同的问题，引起了我的注意。

　　他们都是老年男性，应该是 60 岁以上的年纪，都拿着一张报告单或者几页体检结果，检查结果中有一项叫 PSA 的指标，下面还列着 fPSA 和 tPSA 的比值。PSA 的正常参考值范围是 0～4 ng/mL，但他们的血检测值都高于参考值 4～10 ng/mL。然后我就看 fPSA/tPSA 比值，比值都＜0.16。从专业角度来看，要怀疑是前列腺癌，因为 PSA 是前列腺癌的肿瘤标志物，它们都符合前列腺穿刺活检的指征。他们随后也都主动提到了穿刺活检的问题，说明有医务人员跟他们建议过。而他们咨询的问题都类似："是不是一定要穿刺？不穿刺要不要紧？穿刺的时候有多痛啊？"

　　我听完马上就明白了，这几位患者都被怀疑有前列腺癌，有前列腺穿刺活检的指征，但他们害怕。毕竟穿刺活检要取几块肉去化验，这是一种有创性检查，所以他们迟迟下不了决心。前列腺穿刺活检有什么用处？它又有什么危险？这些都是困扰他们心头的问题，我想不少其他处于相同境况的人也迫切想了解这些问题的答案。

前列腺穿刺活检方法

　　前列腺穿刺活检是指应用穿刺针从前列腺中获取前列腺组织的一种微创的操作方式，是用于确诊前列腺癌最根本的检查方法，也就是金标准。由于诊断技术的提高，穿刺针又很细，现在前列腺穿刺活检已经成为一种非常安全的检查。

　　前列腺穿刺活检的具体操作是这样的：在 B 超引导下，医生通过会阴或直肠将特殊的穿刺活检针置入前列腺内，留取部分前列腺组织送病理检查。根据穿刺途径来分，前列腺穿刺活检可分为经直肠和经会阴 2 种。根据穿刺针数来分，可分为 10 针穿刺活检、12 针穿刺活检、饱和穿刺活检等，以往的 6 针穿刺活检已被摈弃。

标准的 12 针穿刺活检是在前列腺两侧的不同平面各取 6 个点进行穿刺。12 针穿刺活检的优点是可以更准确地了解肿瘤的范围、估计肿瘤的分级、避免遗漏可能存在的肿瘤组织。近年已广泛应用可进行前列腺横向和纵向扫描的端扫式双平面高频超声探头，配以自动弹射式活检枪及 18 号活检穿刺针，进行经直肠或会阴前列腺穿刺活检。这一技术简便、快捷，取材满意，患者易于耐受，并能大大提高穿刺活检的准确性。

前列腺穿刺活检的利弊

正如前述，因为前列腺穿刺活检是目前用于确诊前列腺癌的方法，所以对经过临床各种检查、高度怀疑前列腺癌的患者必须做前列腺穿刺活检，然后进行显微镜下的病理学检查，以求作出最后的诊断。否则，可能导致疾病无法早期诊断，延误诊治。若不穿刺，担心患病但又得不到明确的诊断，也会给相当一部分人带来心理上的焦虑和压力。

前列腺穿刺活检因为要取出一部分前列腺组织送检，所以它是一种微创性检查，会引起血尿、排尿不畅，经直肠途径有时会因细菌感染导致发热，经会阴途径进针打麻药时有轻度疼痛。这也是一部分人畏惧前列腺穿刺活检的原因。但经过对症处理或预防，这些应该都不是大问题，危害程度比不上延误诊断，相信患者朋友们会权衡利弊，做出理性选择。

前列腺穿刺活检的指征

前列腺穿刺活检是诊断前列腺癌的一种最为重要的方法，但不是每个 PSA 增高的人都要做穿刺活检。它是一种有创伤性诊断方法,因此我们必须持慎重的态度。为了使前列腺癌不漏诊,同时避免不必要的穿刺,必须把握前列腺穿刺活检的指征,一般根据以下几点来决定。① 当 PSA＞10 ng/mL 或者 PSA 处于 4～10 ng/mL 而 fPSA/tPSA＜0.16 时,需要进行前列腺穿刺活检。②肛指检查发现前列腺有结节(任何 PSA 值)。③前列腺磁共振、B超检查发现可疑病灶时,也需进行前列腺穿刺活检。

重复前列腺穿刺活检

还有一种情况,称为重复前列腺穿刺活检。如果医生怀疑患者有前列腺癌的可能,给予前列腺穿刺活检,结果却是阴性,此时也不能彻底排除前列腺癌,因为存在穿刺针有未穿到癌灶的可能。如果有以下几种情况,还应该进行第 2 次前列腺穿刺活检,以免漏诊。①复查 PSA＞10 ng/mL。②复查 PSA 4～10 ng/mL,fPSA/tPSA、直肠指检或影像学表现异常。③PSA 4～10 ng/mL,fPSA/tPSA、直肠指检、影像学表现均正常时,每 3 个月复查 PSA。如 PSA 连续 2 次＞10 ng/mL 或 PSAV 每年＞0.75 ng/mL。④首次穿刺发现高级别上皮内瘤或不典型性增生,尤其是多针。目前多为第 1 次穿刺 1～3 个月后才考虑第 2 次前列腺穿刺活检。

穿刺活检后注意事项

前列腺穿刺活检可以经会阴途径进行,也可以经直肠途径进行。尽管目前在 B 超引导下进行前列腺穿刺活检可以做到定位十分准确,手术的安全性也很高,但不可避免地会发生一些并发症,特别是经直肠途径操作的病例。除了出血外,由穿刺活检造成的尿路感染也可能发生,故需要引起大家的重视。采用经直肠途径时,一般可在术前给患者口服左氧氟沙星、甲硝唑片并做好肠道准备,术后再服用1～3天,并嘱患者多饮水,此举在采用经会阴途径时则不必。此外,活检后还可以适当使用止血药物。

解读穿刺活检结果

前列腺穿刺活检所得标本将送往医院病理科,由病理科医生在显微镜下对前列腺组织作出判断,判别是否为前列腺癌。如果是前列腺癌,再判断恶性程度,就是根据前列腺癌组织的显微镜下特征进行分级。目前最常使用的方法为 Gleason 评分系统,是将前列腺癌组织分为主要分级区和次要分级区,每区的分值为1～5,Gleason 评分是把主要分级区和次要分级区的分值相加而得。Gleason 评分越高,前列腺癌的恶性程度越大,预后也越差。Gleason 评分依据癌组织镜下特征。例如:Gleason 1 分(肿瘤极为罕见,边界很清楚,几乎不侵犯基质,癌腺泡简单,多为圆形,紧密排列在一起,其胞质和良性上皮细胞胞质极为相近);Gleason 3 分(肿瘤常见,呈浸润性生长,癌腺泡大小不一,形状各异,核仁大而红,胞质多呈碱性染色);Gleason 5 分(肿瘤分化极差,边界可为规则圆形或不规则状,伴有浸润性生长,生长形式为片状单一细胞型或者是粉刺状癌型,伴有坏死,癌细胞核大,核仁大而红,胞质染色可有变化)。Gleason 评分是前列腺癌预后判断和治疗选择的一个重要因素。

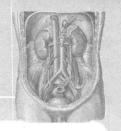

前列腺癌那些事儿

　　2018 年我参加了上海市科普讲解大赛。大赛由上海市科学技术委员会主办,以"爱科学,秀科普,今天我讲解"为主题,旨在通过大赛在全社会广泛普及科学知识,弘扬科学精神,传播科学思想,倡导科学方法,提升全民科学素质,夯实上海科普事业发展的人才基础,助力上海建设具有全球影响力的科技创新中心。参加比赛的选手为从事科普讲解工作的专职讲解员或是热爱科学传播、具有科普讲解能力的爱好者,讲解内容为自然科学类或技术知识类的相关科普知识。大赛包括初赛、复赛、决赛 3 个阶段,经过初赛和复赛 2 轮比赛,我从 500 余位选手中脱颖而出,入围决赛。讲解比赛的主要部分为自主命题讲解,时间为 4 分钟,由选手自行确定一个符合大赛要求的主题进行讲解。

　　我选择了讲解前列腺癌的筛查,这是因为前列腺癌对中国男性健康的危害正日趋上升。前列腺癌是一种常见的泌尿系统肿瘤。在美国,前列腺癌已经超越肺癌和结肠癌,在危害男性健康的肿瘤中位列首位。在欧洲,前列腺癌是 70 岁以上老年男性中最常见的肿瘤。近年来,前列腺癌在我国的发病率也呈逐年上升的趋势,上海市疾病预防控制中心统计的发病率已达 35.6/10 万,位居男性肿瘤第 5 位。前列腺癌不仅给患者健康带来影响,也给社会带来了较重的经济负担。据估算,前列腺癌给欧洲各国造成的经济支出已超过 84.3 亿欧元。因而早期发现前列腺癌,使患者得到及时诊治,就显得非常重要。

因此,我选择了前列腺癌进行科普讲解,向台下观众讲述了前列腺的部位、形状、肿瘤类型、好发部位、筛查手段等,讲解的题目是《前列腺癌那些事儿》(图 2)。下面是我讲解的具体内容。

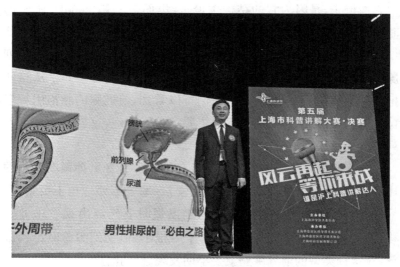

图 2　参加 2018 年第五届上海市科普讲解大赛决赛

讲解实例

尊敬的各位评委、各位选手,大家好! 我叫王伟,来自复旦大学附属上海市第五人民医院。我是一位泌尿外科医生。今天我讲解的题目是《前列腺癌那些事儿》。

前列腺在哪儿? 前列腺的上方是膀胱,下方是尿道,膀胱里的尿液最终要排出尿道,必须要经过中间的前列腺。所以说,前列腺是男性排尿的"必由之路"。

前列腺在体外是摸不到的,但有一个办法可以触摸,就是通过直肠指检。前列腺的后方是直肠,通过直肠指检,可以触摸前列腺的大小、质地,判断有无肿块。

前列腺长什么样呢?前列腺像我们这个季节吃的2样食物,一个是栗子,一个是橙子。说它像栗子,是因为它的外形像栗子。说它像橙子,是因为它的结构像橙子,里面是一瓣一瓣的,手术的时候可以把前列腺一叶一叶地剜下来。

前列腺和绝大部分其他人体器官一样,也会长肿瘤。但前列腺肿瘤好发于特定的部位,那就是前列腺的外周带。如果从这儿把前列腺横切一刀,放大以后我们可以看到,前列腺的腺泡组织多位于前列腺的外围,而前列腺癌主要发源于腺泡,这就是为什么前列腺癌好发于外周带的原因。

前列腺癌是要分类的。借用著名泌尿外科专家孙颖浩院士的比喻,前列腺癌有的像乌龟,发展缓慢,一辈子不处理也不要紧,预后较好。有的像猴子,上蹿下跳,刚发现时就已经出现了远处转移,预后较差。还有的则像兔子,平时很乖,但受到激惹时也会乱蹿,对这种类型的前列腺癌就要早期发现、早期治疗。

怎样才能早期发现呢?有几个办法。一个就是直肠指检。前列腺与直肠紧邻,通过直肠指检,可以触摸前方的前列腺,检查前列腺有无肿块、质地如何、边界是否清晰,等等。大家还记得前列腺癌好发于外周带吗?所以,通过直肠指检,处于外周带的肿块比较容易被触摸到。一般每年至少要做一次直肠指检。

另一个办法是抽血化验,查一种肿瘤标志物,也是每年至少做一次。这种肿瘤标志物叫前列腺特异性抗原,英文缩略语PSA,是一种糖蛋白,具有前列腺组织特异性。如果明显增高,就要怀疑有前列腺癌的可能,需要进一步检查。所以,每年体检时别忘了做一次直肠指检,化验一次 PSA。

医学科学在不断发展。我们课题组研究了一种叫做前列腺癌抗原 3 的新型肿瘤标志物,它具有前列腺癌特异性,尿中有少量脱落的前列腺癌细胞,通过检测这些细胞的基因,可以帮助诊断前列腺癌。这回连血都不用抽,验尿就可以了! 之所以验尿也能诊断前列腺癌,是因为我们知道,前列腺是男性排尿的必由之"路"。

最后,如果要用几句话概括一下今天讲解的内容,那就是"前列腺像食物,前列腺癌像动物,早期诊断不延误,建设好您的必由之路"。谢谢大家!

附:前列腺癌的尿液诊断进展

血清 PSA 的局限性

目前血清 PSA 已广泛用于前列腺癌的筛查,使许多前列腺癌患者被早期发现,从而提高了前列腺癌的早期诊断率。目前通常用 4 ng/mL 作为 PSA 的筛查阈值,但是,当 PSA 值处在 2～4 ng/mL 的范围时,有 23.9%～26.9%的患者其实存在前列腺癌,从而导致漏诊。同时,PSA 在良性前列腺增生、急性前列腺炎等患者中也会增高,从而导致许多不必要的活检,增加了患者的负担和医疗资源的浪费。因此,虽然血清 PSA 是目前普遍采用的前列腺癌筛查方法,但其诊断前列腺癌的敏感性和特异性却并不理想,需要引进新的肿瘤标志物,尿前列腺癌抗原 3(PCA3)检测用于诊断前列腺癌就是在此背景下诞生的。

PCA3是一种核糖核酸

　　PCA3 的中文名叫做前列腺癌抗原 3。它的名字中虽然有抗原二字,但其实它是一种非编码核糖核酸(RNA)。它最初被称为 DD3,是在比较良性和恶性前列腺组织 RNA 表达差异时发现的一种非编码基因。PCA3 高度表达于前列腺癌组织,但在正常的前列腺细胞及前列腺增生组织中却很少或不表达。定量检测发现,PCA3 在前列腺癌组织中的表达水平比非癌组织约高 60 倍,而且大部分其他人体组织(如膀胱、睾丸、精囊、肝脏、结肠等)均无 PCA3 表达,说明 PCA3 具有高度的前列腺癌特异性,适合作为前列腺癌的特异性标志物。

　　PCA3 基因位于人类的 9 号染色体上,包含 4 个外显子,其中第 4 个外显子有 3 个不同的节段可进行选择性聚腺苷酸化,而第 2 个外显子常常被选择性剪切。最常见的转录区域为外显子 1、3、4a 和 4b,见于 60% 的互补脱氧核糖核酸(cDNA)克隆。在研究 PCA3 的 cDNA 序列时,一个重要发现就是其中含有大量的终止密码子,而且绝大部分的 PCA3 RNA 以一种稳定的状态存在于细胞核中。通过对比推测的氨基酸序列与已知的蛋白,未发现与 PCA3 同源的蛋白质。这些均提示 PCA3 是一种不可翻译的非编码 RNA。目前推测 PCA3 有可能通过染色体结构修饰、DNA 甲基化变更、转录基因沉默和基因表达加强等在基因调节中起作用,促进细胞增生和转化,抑制细胞凋亡,最终产生癌变。

PCA3 的尿液检测原理

　　PCA3 检测是通过收集前列腺按摩后的尿液标本进行检测的,

因此又称为尿 PCA3 检测。通过前列腺按摩,可使前列腺癌细胞脱落至尿液中,导致尿 PCA3 含量增高,因此可通过检测尿液中的 PCA3 含量判断是否为前列腺癌,这就是 PCA3 检测用于诊断前列腺癌的原理。

PCA3 检测的尿标本不是普通的尿液,而是前列腺按摩后的尿液。由于前列腺按摩可以促使更多的前列腺细胞(包括癌细胞)脱落至尿液中,因此可以提高尿液中 PCA3 RNA 的检出率(可达 95％以上)。目前通常采集前列腺按摩之后的初次排尿,放入盛有缓冲液的专用试管,以稳定尿液标本中的 RNA,然后送检。如果不行前列腺按摩,PCA3 RNA 的检出率仅为 80％。一般泌尿外科医生会采取前列腺左右叶各 3 次的按摩方法,对患者不会造成明显的痛苦。

当留存尿液标本后,专业检测人员会采用分子生物学的方法对其中的 PCA3 RNA 进行检测。他们同时也对尿中的 PSA RNA 进行检测,然后用 PCA3 RNA 与 PSA RNA 的比值作为最终检测值,专业词汇称为 PCA3 分数。这是因为,不同的患者前列腺按摩后尿沉淀物中前列腺细胞的数量会有不同,直接影响 PCA3 RNA 的浓度,而 PSA RNA 在正常前列腺细胞和前列腺癌细胞中的表达水平相近,因此用两者的比值来消除尿沉淀物中前列腺细胞数量不同的影响。患者得到的最终检测结果为 PCA3 分数。

PCA3 的临床应用价值

PCA3 主要的价值在于诊断前列腺癌,尤其是对既往前列腺活检阴性的人群,帮助判断是否需要再次活检,该项诊断价值已经得到美国食品药品监督管理局(FDA)的认可。

由于 PCA3 具有更高的特异性,其预测前列腺癌的准确性要优于血清 PSA。在欧洲一项关于前列腺癌筛查的研究中,发现当以 PSA≥3.0 ng/ml 作为诊断标准时,会漏诊 64.7% 的前列腺癌患者,而当以 PCA3 分数≥35 为诊断标准时,漏诊的比例仅为 32.0%,减少了一半。在另一项国际性、多中心的双盲研究中,当 PCA3 分数以 35 为临界值时,其诊断前列腺癌的敏感性为 48%,特异性为 79%。与血清 PSA 相比,PCA3 的诊断价值更高。

　　读者可能从上述数据中发现,PCA3 诊断前列腺癌的敏感性还不高。因此,目前通常将 PCA3 与血清 PSA 等其他指标联合运用以进一步提高预测前列腺癌的准确性。在一项关于前列腺癌筛查的多中心研究中,研究者联合 PCA3 和其他指标(年龄、肛指检查、PSA、前列腺体积、既往活检史)建立模型来预测患者是否有前列腺癌,结果显示在基础模型中纳入 PCA3 可以将预测的准确性提高 2%～5%。这种基于 PCA3 检测、联合其他指标的新方法可以更好地预测患前列腺癌的风险,从而帮助判断患者是否需要行穿刺活检术。

　　研究还发现 PCA3 除了能预测肿瘤是否存在,还与决定患者预后的因素有关,如肿瘤的大小、Gleason 评分和前列腺包膜外侵犯等,原因可能为肿瘤越大、侵袭性越强,就越容易在前列腺按摩后使肿瘤细胞脱落至前列腺段尿道,但这些目前还存在争论。

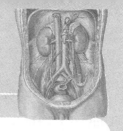

机器人"做"的前列腺癌手术

　　我于 2016 年 6 月参加了由国家卫计委人才交流服务中心、上海市卫计委与德中科技交流基金会联合组织的医务人员赴德进修交流项目,赴德国马丁路德大学附属医院接受为期 3 个月的泌尿外科微创手术培训(图 3)。

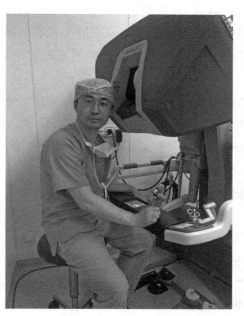

图 3　在德国马丁路德大学附属医院学习机器人手术

学校的全称为马丁路德·哈勒维腾贝格大学（Martin-Luther-Universität Halle-Wittenberg），简称马丁路德大学，始建于1502年，是德国一所著名的国立综合性研究型大学，迄今拥有500多年历史。学校的起名是为了纪念德国著名的新教改革家马丁·路德，他倡导的宗教改革对欧洲文明中世纪后的发展影响深远。

马丁路德大学附属医院是当地的区域医学中心，医院整体环境非常洁净，空气清新，绿化率相当高。泌尿外科包含3个病区和肾移植中心，是德国东部较大的泌尿外科微创中心之一，学科特色包括泌尿系疾病的腹腔镜手术和机器人手术等。科主任保罗·福纳拉（Paolo Fornara）教授曾是欧洲泌尿外科学会委员、《欧洲泌尿外科杂志》编委，在腹腔镜手术和学术上有相当高的造诣，科室每年都会定期举办泌尿外科微创手术学习班。

在马丁路德大学附属医院泌尿外科，我近距离地接触到达·芬奇外科手术机器人，并观摩学习了不少机器人辅助的泌尿外科手术。由于前列腺癌在欧美国家是发病率较高的泌尿系肿瘤，所以我观摩最多的还是机器人辅助腹腔镜下的前列腺根治性切除术。目前国内也已有不少三甲医院购买了达·芬奇外科手术机器人系统。老百姓对机器人可以"做"前列腺癌的手术也有所耳闻，但究竟是怎么回事，可能尚知之甚少，或存在误解。那机器人是怎么做前列腺癌手术的呢？机器人手术有什么优点呢？

达·芬奇外科手术机器人系统

达·芬奇外科手术系统是一种高级机器人平台，由美国Intuitive Surgical与IBM、麻省理工学院等单位联手开发，美国食品药品监督管理局已经批准将达·芬奇机器人手术系统用于成人和儿童的普通外科、心胸外科、泌尿外科以及妇产科，其设计的理念是使用微创的方法,实施复杂的外科手术。达·芬奇手术机器人由 3 个部分组成,包括外科医生控制台、床旁机械臂系统和成像系统。

1. **外科医生控制台**   主刀医生坐在控制台中,位于手术室无菌区之外,使用双手(通过操作两个主控制器)及脚(通过脚踏板)来控制器械和一个三维高清内镜。正如在立体目镜中看到的那样,手术器械尖端能与外科医生的双手同步运动。

2. **床旁机械臂系统**   是指外科手术机器人的操作部件,主要功能是为器械臂和摄像臂提供支撑。助手在无菌区内的机械臂旁工作,负责更换器械和内镜,协助主刀医生完成手术。

3. **成像系统**   是指装有外科手术机器人的核心处理器以及图像处理设备,位于无菌区外,可由巡回护士操作,并可放置各类辅助手术设备。外科手术机器人的内镜为高分辨率三维镜头,对手术视野具有 10 倍以上的放大倍数,能为主刀医生带来患者体内三维立体高清影像,较普通腹腔镜手术更能把握操作距离,更能辨认解剖结构,提升手术精确度。

机器人辅助手术的优势

机器人辅助手术具有其他手术无法比拟的优势,既有开腹手术的优点,又有腹腔镜手术的微创优势,视觉上和机械的灵活度上拓展了人眼人手的局限,能最大限度地保证完成精准外科操作,以获得最佳手术效果。具体来说,机器人辅助手术有以下 3 个优势。①拥有三维影像技术,可以为术者提供高清晰的三维影像,突破了人眼的极限,并且能够将手术部位放大 10～15 倍,使手术操作更加精准。②机器人的手臂非常灵活,具有 7 个自由度的关节,可以高度模仿人手,3 个机器臂也可以交相使用,有利于术野的暴露,并具有无法比拟的稳定性，能够完成各类高难度的精细手术。③具有腹腔镜手术创伤小的特点，每个通道切口仅 1 cm 左右。患者术后恢复快，住院时间也明显缩短。

机器人的手由外科医生操控

有人认为，目前医疗技术发达，机器人手术就是由机器人完全自主操作的手术。其实不然，如前所述，主刀医生坐在控制台，使用双手操作控制器，机器人的机械臂实时模仿主刀医生的手部动作，使得位于患者腹内的手术器械尖端与外科医生的双手同步运动。因此，机器人手术其实还是由医生做的。主刀医生对解剖的认识、手术操作的步骤、手术技巧的运用，仍然是手术成败的关键。

机器人辅助手术在泌尿外科的应用

机器人外科手术系统具有独特的深部操作和精细操作的技术优势，已应用于各种泌尿外科手术，包括前列腺癌根治术、肾切除术、肾盂成形术、全膀胱切除术、输尿管成形术、活体供肾切取等。例如前列腺癌根治术，手术机器人可提供高清放大视野和准确灵活的控制能力，清晰呈现组织、器官的解剖构造和神经血管束的走行，精细的分离有利于淋巴结的清扫，准确的缝合保证了吻合的高质量，有利于减少手术并发症。目前，在北欧国家一半以上的前列腺癌根治手术是通过手术机器人完成，而在美国这一比例更是高达 90％，已成为前列腺癌根治手术的"金标准"。国内自 2000 年开展首例机器人辅助前列腺癌根治术以来，该术式得到迅速推广。

前列腺癌根治性手术的演变

前列腺癌根治性手术主要有 3 种术式，开放性手术、腹腔镜手术、机器人辅助手术。开放性手术最早采用，国内目前采用腹腔镜手术较为普遍，机器人辅助手术在欧美发达国家已经普遍开展，国内正蓬勃兴起。①开放性前列腺癌根治术的切除范围包括前列腺、双侧精囊和双侧输精管壶腹段，然后行膀胱颈部与尿道吻合，盆腔淋巴结清扫术一般切除髂血管、闭孔血管周围的含淋巴结组织，高危患者清扫范围更大。开放性手术目前仍有采用，但手术创伤较另两种大。②腹腔镜下前列腺癌根治术是近 30 年发展起来的微创技术，通过不断改进完善，目前技术标准已基本健全，已成为局限性前列腺癌的首选治疗方法之一。手术切除范围同开放手术，疗效类似，但损伤更小、术野及解剖结构更清晰，缺点是技术操作要求高、学习曲线比较长。③首例机器人辅助前列腺癌根治术于 2000 年开展，随后在欧美发达国家兴起。机器人辅助手术既有开腹手术的优点，又有腹腔镜手术的微创优势，能最大限度地保证精准外科操作，手术创伤小，患者住院时间短，术后恢复快，但昂贵的费用限制了它的广泛应用。

根治性手术的适应证

不管采用何种根治性手术方式，并不是所有前列腺癌患者均适用，而是有一定的适应证。医生会根据肿瘤临床分期、患者预期寿命和健康状况来判断是否适合施行根治性手术。

1. 临床分期　主要适用于 T1～T2 期的中低危局限性前列腺癌患者，对高危患者（PSA＞20 ng/ml 或 Gleason＞8 分）、T3 期患者也有施行根治性手术,但术后需结合辅助性治疗。

2. 预期寿命　预期寿命≥10年者可选择根治术。

3. 健康状况　前列腺癌患者多为老年男性,手术并发症的发生率与身体状况密切相关,因此只有身体状况良好、没有严重的心肺疾病的患者适合根治术。此外,有腹腔手术病史的患者可能不适合行机器人辅助手术。

前列腺癌机器人术前准备

机器人根治性前列腺切除术前,患者应常规进行血清PSA、同位素骨扫描、经直肠B超、磁共振等检查,以了解患者肿瘤分期、病灶的大小、范围、有无转移等,并进行重要器官功能的评估。行前列腺穿刺活检的患者,一般在穿刺后4周再安排根治性手术,使局部炎症吸收,血肿消散,前列腺与周围组织之间解剖关系清晰可辨,这有助于术中寻找并保护神经血管束及降低直肠损伤的风险。术前停止服用阿司匹林等药物,因为此类药物会干扰血小板功能,影响患者的凝血机制。

前列腺癌机器人术后随访

机器人根治性前列腺切除术的并发症有出血、勃起功能障碍、尿失禁、膀胱尿道吻合口狭窄、尿瘘、直肠损伤、深静脉血栓、肺栓塞、切口种植转移、转行开腹手术、高碳酸血症等,但总的来说比例不高。患者术后要定期随访,第1次随访时要告诉医生有无相关的并发症,如有无尿失禁、勃起功能障碍等,还要检测PSA,成功的根治性前列腺切除术4周后应该检测不到PSA。PSA持续性升高说明体内有产生PSA的组织,也即残留的前列腺癌病灶。根治性前列腺切除术后,连续2次血清PSA>0.2 ng/mL时,定义为前列腺癌生化复发。与高分化、病灶局限在包膜内的前列腺癌患者相比,低分化、局部进展的肿瘤或手术切缘阳性的患者随访应该更严密。

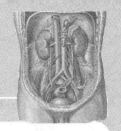

10 cm 的巨型肾脏肿块

　　在复旦大学附属华山医院读研究生的时候,负责的床位上住过一位温州来的患者。他是一位中年男性,在老家发现腹膜后有一个巨大的肿块,治疗有些棘手,所以到上海求诊。这位患者是因为腰痛去当地医院检查的,B超检查发现右侧腹膜后有一个巨大的肿块,直径约 10 cm,肿块在有限的空间里挤压周围的组织,因而产生了腰痛的症状。通过 CT 检查,考虑这个肿块来源于肾脏,肾脏恶性肿瘤的可能性极大。患者本人并不知情,与我们沟通交流的主要是他的兄弟,家人恳请我们尽最大努力诊治。

　　既然这个肿块恶性的可能性大,那就需要手术切除,但是肿块体积太大,而且从 CT 片上看,肿块与周围组织的界限不清,不排除肿瘤浸润周围组织、无法彻底切除的可能。最后治疗方案确定下来,首先选择介入栓塞治疗,待肿块体积缩小之后再行根治性肾切除术。患者首先做了介入治疗,也就是由放射科医生在血管造影的引导下,用弹簧圈等物质先堵住供应肾脏肿瘤的主要血管,使肿瘤组织缺血坏死。栓塞之后患者出现了剧烈的疼痛,值班医生只能使用派替啶(度冷丁)进行治疗。幸好介入治疗之后,创造了肾切除术的机会,患者最终做了根治性肾切除术,术后病理检查显示为肾细胞癌(简称肾癌),是肾脏恶性肿瘤中最常见的一种。

这例患者平时不参加例行体检，等到腰痛了才看病。要知道，绝大部分早期的肾脏肿瘤没有腰痛的症状，而是通过体检发现的。如果等到有了症状，说明肿瘤已经发展到了一定的程度，很可能不是早期了。这例患者的情况就是一个很有力的佐证。

工作中还曾遇到一例年轻的女性患者，她是位教师，工作业绩不错，但单位年度例行体检时发现肾脏有一个肿块，直径 1.5 cm，考虑肾癌的可能大，而患者没有任何症状。后来的病理证实，这是一例早期肾癌，患者及时做了手术，术后辅以免疫治疗，随访 5 年，一切情况良好，可以宣告患者痊愈。可见，每年进行例行体检很重要，可以早期发现可能的问题，及时治疗。

肾癌——最常见的肾脏恶性肿瘤

肾脏肿瘤为泌尿系统常见肿瘤之一，分恶性和良性肿瘤两类。在肾脏的原发性恶性肿瘤中肾细胞癌约占 90%，其他恶性肿瘤有肾盂癌、肾母细胞瘤和肉瘤等。肾脏的良性肿瘤主要有肾腺瘤、血管平滑肌脂肪瘤、肾髓质纤维瘤等。

肾细胞癌起源于肾小管上皮细胞，简称肾癌，是最常见的肾脏恶性肿瘤，40～70 岁为发病高峰年龄段，男性为女性的 3～5 倍。肾癌又分多种类型，包括透明细胞癌、乳头状细胞癌、嫌色细胞癌、肾集合管癌（Bellini 管癌）等，其中肾透明细胞癌约占 85%，是肾癌中最常见的一种。

肾癌的临床表现

肾癌的临床表现主要有血尿、疼痛、肿块等，但肾癌早期往往无任何症状，近年来无症状肾癌的发现率逐年升高。

1. **血尿** 血尿是肾癌最常见的临床症状之一,是由于肿瘤侵犯肾盂或肾盏的黏膜而引起的。患者会出现间歇性、无痛性、全程肉眼血尿,只有在血块堵塞输尿管时才会引起肾绞痛。

2. **疼痛** 主要表现为腰部钝痛,是由于肿瘤生长牵拉肾包膜或肿瘤侵犯周围组织器官所致。

3. **腹部肿块** 如果患者体形偏瘦,吸气时可在上腹部肋弓下摸到肿块。

4. **肾外表现** 由于肾脏还具有内分泌功能,分泌多种激素,肾癌可造成肾脏的内分泌功能紊乱,引起多种全身性变化如高血压、贫血、细胞沉降率加快、红细胞增多症、高血钙、神经肌肉病变等。

5. **精索静脉曲张** 是由于肾静脉或下腔静脉内瘤栓阻碍精索静脉内血液回流引起的。

6. **转移症状** 肾癌晚期发生转移时可出现骨痛、咯血等转移症状。

肾癌的诊断手段

肾癌术前诊断依靠以 CT 为主的影像学检查,术后组织病理学检查可确诊。具体的检查如下。

1. **B超** B超检查简便易行,对患者不造成痛苦和创伤,B超发现肾脏肿瘤的敏感性较高,可以作为首选的检查方法。肾实质内团块状回声是超声诊断肾癌的直接征象。

2. **CT** 是目前最可靠的诊断肾癌的方法,并且能显示病变的范围及是否侵犯邻近器官,有利于肿瘤的分期,指导治疗方案的确定。

3. **磁共振(MRI)** MRI对肾癌诊断的敏感度及准确性与CT相仿,但在显示静脉内癌栓、周围器官受侵犯及与良性肿瘤或囊性占位鉴别方面优于 CT。

4. 排泄性尿路造影　对直接诊断肾细胞癌的价值并不大,只有当肿瘤较大或侵犯集合系统时,才可显示肾盂肾盏的变形、破坏或充盈缺损。

5. 肾血管造影　对需要肾动脉栓塞治疗者可行肾血管造影检查。

体检的重要性——早期发现

早期的肾癌经过手术治疗是可以治愈的,但有症状的肾癌往往已经是晚期了。因此在尚未出现症状时依靠体检早期发现肾癌非常重要。事实上,目前 50% 以上的肾癌都是在体检过程中发现的,没有任何症状。应该大力提倡每年进行一次例行体检,做一次肾脏 B 超检查,如发现肾脏内实质性肿块,再行 CT 或 MRI 检查进一步确诊。如果出现腰部胀痛或血尿等症状,应到医院进行检查,以免延误诊断。

肾癌的手术治疗

对于早期肾癌,手术切除是最有效的治疗手段。术式选择包括根治性肾切除术、肾部分切除术。

1. 根治性肾切除术　这是治疗肾癌的传统手段,要切除肾脏、肾周筋膜、肾周脂肪、同侧肾上腺、近段 1/3 的输尿管。如果肿瘤不在肾上极,可以不切除肾上腺。

2. 肾部分切除术　是指手术中只切除肿瘤及其周围 0.5 cm的肾组织,而保留其余的正常肾脏组织,以尽可能保留患者的肾功能,主要适用于以下患者。①进行根治性手术可能导致肾功能不全或尿毒症的患者,如先天性孤立肾、对侧肾功能不全或无功能以及双侧肾癌等。②对侧肾存在某些良性疾病,如肾结石、慢性肾盂肾炎或其他可能导致肾功能恶化的疾病。③肿瘤直径≤4 cm。

肾癌的手术方式有开放性手术、腹腔镜手术和机器人辅助手术,其中腹腔镜手术在国内开展最为普遍,手术创伤小,患者恢复快。如果适应证选择合适,腹腔镜手术可以达到与开放手术相同的治疗效果。

其他治疗方法

肾癌还有其他一些治疗方法,如射频消融、高强度聚焦超声、冷冻消融、介入治疗、免疫治疗、靶向治疗、放射治疗等。在治疗过程中应根据肿瘤的分期分级和患者的身体状况选择最适合的治疗方案。这里介绍 3 种治疗方法。

1. 介入治疗   是通过经皮穿刺进行选择性肾动脉插管,然后注入栓塞药物,使肾动脉闭塞,肿瘤组织缺少血液供应,发生坏死,肿瘤缩小,增加手术切除的机会,并使术中出血减少,对晚期肿瘤患者可用于减轻血尿、疼痛等症状。

2. 免疫治疗   是用生物制剂激活人体的免疫系统、提高自身的免疫力进而杀灭肿瘤细胞的疗法,适用于根治性肾切除术后的辅助治疗及晚期肾癌。目前使用的免疫制剂主要有干扰素(IFN)、白细胞介素(IL)、淋巴细胞活化的肿瘤杀伤细胞(LAK)、肿瘤浸润性淋巴细胞(TIL)等,临床上最常用的为 α-干扰素,不良反应主要为发热。

3. 靶向治疗   在过去的 10 年中,转移性肾癌的靶向治疗取得了进展,主要为酪氨酸激酶抑制剂和血管内皮生长因子(VEGF)抗体。至今已有 9 种药物获得批准用于晚期肾癌的一线或序贯治疗,分别是舒尼替尼、索拉非尼、帕唑帕尼、阿昔替尼、替西罗莫司、依维莫司、贝伐珠单抗＋干扰素、卡博替尼、乐伐替尼。

预后总体较好

得了肾癌,不必太过害怕,相比其他肿瘤,肾癌的预后总体较好,有研究发现早期患者的 5 年生存率达 90％以上。影响肾癌预后的不良因素包括局部淋巴结转移、静脉内癌栓、穿破肾周筋膜、邻近脏器浸润及远处转移。有周围器官侵犯的患者预后较差,即使原发肿瘤能够切除,5 年生存率仍＜5％。因此,肾癌的诊治关键在于早期发现,每年做一次例行肾脏 B 超检查是很重要的。

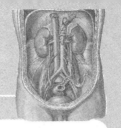

间歇性无痛性全程肉眼血尿

同学的情谊地久天长，所以很多老同学如果找我帮忙，我总是尽量答应。一天，中学同窗突然发来微信，她的哥哥可能得了膀胱肿瘤，问我怎么办，她很是焦急。看得出来兄妹的关系相当好，所以老同学非常担心，问了很多问题。患者两周前出现无痛性肉眼血尿，排尿时从头到尾都是红色（即全程性）。至当地医院就诊，B超发现膀胱内有一个 1 cm 大小的肿块，当地医院考虑膀胱肿瘤的可能。老同学的哥哥 40 多岁，除了抽烟外没有不良嗜好，喜爱锻炼，经常参加足球比赛，身体一直很棒，平时很少得病，怎么可能会得肿瘤呢？一时间家人觉得无法接受。但是，血尿确实存在，膀胱里的肿块也确实存在，需要马上诊治。老同学立马联系了我，问我怎么办，是否可以到我所在的科室进一步治疗。病情等不得，经过安排，第 2 周患者就住进了我负责的病房。

患者已经做了 CT 检查。CT 片显示在膀胱的左侧壁有一个肿块，直径 1 cm 左右，肿块主体突出至膀胱腔内，上尿路没有发现明显的占位性病变。我建议做经尿道膀胱肿块活检，首要目的是查清楚膀胱肿块的性质，膀胱腔内还有没有 B 超和 CT 无法发现的小肿块。还有一个目的，如果条件允许，在切除膀胱肿块的同时，还能起到治疗的作用。我跟老同学和她的母亲、大嫂详细交代了患者的病情,手术的目的,手术的风险以及手术过程当中的不确定性。不确定性主要在于,如果发现膀胱内有多发肿块,也许我们的治疗方法就要改变,因为在最严重的情况下,对多发性、高级别的膀胱癌要行全膀胱切除术,这个时候就只能做活检。他们信任我,所以选择到上海来看病。在术前谈话时,他们也同意我的诊疗方案,但是从他们的神态中看得出来,他们内心还是很担心,尽管目前患者膀胱里只发现一个肿块,而且手术切除的机会比较大。

手术中,发现肿块位于膀胱左侧壁,距离左侧输尿管开口比较近,只有 1 cm 左右,有蒂。手术既要完整切除肿块及其周围的组织,还要尽量避免损伤输尿管开口,以免引起输尿管开口狭窄、膀胱输尿管反流、肾积水,也就是说需要把握好切除的程度。幸运的是,膀胱里没有发现其他明显的肿瘤病灶。术后患者康复还是比较顺利的,病理检查结果证实为膀胱尿路上皮癌,也就是我们常说的膀胱癌,因此术后患者还接受了定期的膀胱灌注化疗。术后 3 个月做了膀胱镜检,没有发现任何肿块复发的迹象,输尿管开口也完好无损,大家都非常开心。对于这个患者,还好早期发现,马上就医,所以没有耽误治疗。

但也有未及时诊治的例子,尽管患者已经出现了血尿。在云南省怒江州兰坪白族普米族自治县人民医院开展定点医疗帮扶工作期间,我在当地就碰到一个膀胱肿瘤患者。这是一位老年男性,70 多岁,白族。患者 5 个多月前开始出现血尿,为典型的无痛性间歇性全程肉眼血尿,但没有被当回事。在这 5 个多月期间,血尿断断续续,有时轻,有时重,重的时候还会出现血块,但患者总是忍着。这次患者是因为血尿症状明显加重,所以才来就诊,结果 B 超检查发现膀胱里有一个 5 cm 的巨大肿瘤,膀胱腔里还有一些血块。进一步做 CT 检查,发现肿瘤浸润膀胱壁全层和膀胱周围的组织,已经是局部比较晚期的膀胱癌,经尿道的腔内切除手术治疗效果不佳,原则上要做全膀胱切除术,不仅手术创伤大,还影响生活质量,而且预后当然不如早期。要是患者在 5 个多月之前首次发现血尿时就及时来看病,也许肿块还没有长这么大,可以通过创伤更小的腔内手术解决,预后也会更好。因此,出现无痛性间歇性全程血尿时,需要警惕膀胱肿瘤的可能,必须及时就诊。

膀胱肿瘤是什么?

膀胱是我们贮存尿液的器官,空虚状态时位于盆腔,其颈部和三角区是最固定的区域,其余部分则会随着膀胱充盈的程度而改变。膀胱肿瘤分为良性和恶性两大类,良性肿瘤包括乳头状瘤、腺瘤等;恶性肿瘤包括尿路上皮癌、鳞癌、腺癌、未分化癌及转移性癌等。其中,临床上最常见的是尿路上皮癌。膀胱肿瘤可为单发性或多发性,大小不等,从数毫米至数厘米,外观呈菜花状或扁平状。菜花状肿瘤在膀胱黏膜表面形成突起,有蒂与膀胱壁相连。分化不好、恶性程度较高的肿瘤多无蒂,基底宽,突出于黏膜表面,并向壁内作不同程度的浸润。

膀胱肿瘤的临床表现

膀胱肿瘤的临床表现主要为间歇性、无痛性全程肉眼血尿。血尿发生的时间可由数日至数月不等,一般早期间隔时间较长,随病情发展间隔期逐渐缩短。全程是指排尿时尿线自始至终均呈红色。大多数患者为肉眼血尿,但也有一些患者仅表现为镜下血尿,即显微镜下才能发现的血尿,往往在体检时发现。血尿大多不伴随疼痛,但当肿瘤合并尿路感染或肿瘤位于膀胱三角区时,可引起尿频、尿急、尿痛的尿路刺激症状。位于输尿管开口附近的肿瘤可引起输尿管梗阻,出现患侧肾积水和腰部胀痛。膀胱颈部的肿瘤、大块坏死脱落的肿瘤组织或肿瘤大量出血形成的血块,还可阻塞膀胱颈口导致排尿困难。

早期发现膀胱肿瘤

膀胱肿瘤早期治疗的效果较好,因此早期发现膀胱肿瘤具有十分重要的意义。临床上通过下列常见的检查来明确有无膀胱肿瘤。

1. 尿检 几乎所有的膀胱肿瘤都可产生血尿,尿检可以确诊血尿或及时发现肉眼不能察觉的镜下血尿。

2. B 超检查 这是临床上常用的无创性检查,有助于发现膀胱内有无肿块,检查时膀胱必须保持充盈状态。

3. 尿脱落细胞学检查 这也是一项无创性检查,通过显微镜检查尿样中有无异形尿路上皮细胞,但灵敏度有限。

4. 膀胱镜检 虽然有一定的痛苦,但膀胱镜下活检是确诊膀胱肿瘤最直接可靠的方法。

5. CT 检查 可用于了解膀胱肿瘤的大致浸润程度、盆腔淋巴结有无肿大等。需要特别强调的是,对于 40 岁以上的间歇性无痛性肉眼血尿患者,要警惕膀胱肿瘤的可能,必须及时进一步检查。

膀胱肿瘤治疗的方法

膀胱肿瘤的治疗方法目前以手术治疗为主,辅以放疗、化疗、免疫治疗等。手术方法主要包括经尿道膀胱肿瘤切除术和膀胱根治性切除术。一般来说,肌层非浸润性膀胱肿瘤采用前者,并辅以膀胱灌注化疗,而肌层浸润性膀胱肿瘤宜施行后者,但也有采取保留膀胱的手术并结合放化疗。具体选用哪种方法,应根据肿瘤浸润程度、肿瘤分级、患者全身情况、患者的意愿等综合分析,选择恰当的治疗方法,以获得最好的治疗效果,并提高患者的生活质量。

膀胱肿瘤的危险因素

目前已知的膀胱肿瘤危险因素有年龄、化学物质接触、吸烟、遗传、饮食、药物、感染、膀胱结石或异物、盆腔放疗等。这里谈谈年龄和吸烟。随着年龄的增长,膀胱癌的发病率也随之增加,所以老年人发生无痛性全程肉眼血尿尤其要及时检查。吸烟与膀胱肿瘤的发生有密切的关系。据统计,吸烟者患膀胱肿瘤的概率比不吸烟者高 2～10 倍,25％～65％的膀胱肿瘤患者有吸烟史。吸烟导致膀胱肿瘤可能与香烟中的有害物质(如芳香、芳胺类物质,不饱和醛等)对膀胱尿路上皮的刺激有关。老同学的哥哥爱抽烟,吸烟史可能是他罹患膀胱肿瘤的一个重要因素。

血尿也不一定就是膀胱癌

当然,话说回来,膀胱肿瘤的主要临床表现为间歇性、无痛性血尿,但血尿并不是膀胱肿瘤特有的症状。除膀胱肿瘤外,还有许多泌尿系统及全身性疾病可引起血尿。这些疾病主要有泌尿系结石(血尿较轻,常伴有肾绞痛)、细菌性膀胱炎(多伴尿频、尿急、尿痛)、放射性膀胱炎(盆腔放疗后引起)、良性前列腺增生(伴有排尿困难)、上尿路肿瘤(即肾肿瘤和输尿管肿瘤,典型的为长条状血块)、其他(如肾炎、出血性疾病,甚至不明原因血尿等),可结合病史和辅助检查加以鉴别。

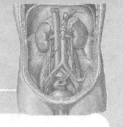

尿中的"枸杞子"

我的外公已经过世了，享年 92 岁。外公为人谦和，写得一手好字，悉心照顾幼时的我，更重要的是，他为人处事的方式对我的影响很大，我很庆幸有这么一位外公。外公 80 岁后开了 3 刀，一次是白内障；一次是肺癌，做完手术之后没有化疗，10 年来居然没有任何复发的迹象；还有一次是输尿管癌，做了半尿路切除术。

说到这次发病，还要从血尿说起。外公平时还是挺注重养生的，会用枸杞子来泡茶或者泡酒。有一天他排尿时发现尿中出现了红色的块状物，同时伴有尿频、尿急，他没有学过医学知识，所以跟家人讲，是不是吃的枸杞子从尿中排出来了。未消化的枸杞子可以从肠道排出，怎么会从尿液中排出呢？

家人当然觉得不是，马上带外公到医院检查，B 超发现右侧输尿管末端有一个可疑的肿块，同时右肾还有重度积水，肾脏的皮质明显变薄。进一步做 CT 检查，证实了 B 超的发现，并提示有恶性肿瘤的可能。这些情况至少说明两点。①输尿管的肿块引起了血尿和泌尿系梗阻；②肿块造成的梗阻已经有一段时间了，所以导致肾脏重度积水，肾功能逐渐变差，也说明他的肿瘤发展比较缓慢，恶性程度可能比较低。最后做了膀胱镜检，发现有菜花状的肿块从输尿管开口突出，活检证实是尿路上皮癌，但属于低级别，也就是说肿瘤分化程度比较好,恶性程度比较低。

但毕竟是肿瘤,还有血尿的症状,所以需要手术治疗。好在外公心肺功能尚可,还允许手术治疗,便接受了右侧半尿路切除术(也就是切除右侧的肾、输尿管、部分膀胱壁),术后还定期进行膀胱灌注化疗预防肿瘤复发。一直到他过世时,输尿管癌都没有复发的迹象。这就是尿中"枸杞子"的故事。

输尿管在人体内的位置和结构

输尿管位于人体的腹膜后间隙,左右各一,负责将肾脏产生的尿液输送到膀胱。上自肾脏,下至膀胱三角区,略成"S"形走行。成人输尿管的长度男性为 25～30 cm,平均约 28 cm;女性为 25～28 cm,平均约 26 cm。解剖上,我们习惯将输尿管分为上、中、下 3 段,上段从肾盂输尿管连接部至与髂血管交界处,中段自输尿管与髂血管交界处至膀胱壁,下段为膀胱壁间段,输尿管在此呈隧道形斜行插入膀胱。在显微镜下,输尿管壁主要分为 3 层结构,分别是黏膜层、肌层和浆膜层,尿路上皮癌即起源于黏膜层。

输尿管肿瘤的种类

输尿管肿瘤的病理分类与膀胱肿瘤大致相同,可分为良性和恶性两大类,而且与膀胱肿瘤一样以尿路上皮癌为多见,但其发病率比膀胱肿瘤低。

1. 良性肿瘤　输尿管良性肿瘤较少见,主要有纤维瘤、神经纤维瘤、脂肪瘤、平滑肌瘤、血管瘤、腺瘤、胆脂瘤和囊性错构瘤等类型。

2. 恶性肿瘤　主要有尿路上皮癌、鳞状细胞癌、腺癌、平滑肌肉瘤、纤维肉瘤、癌肉瘤和继发性恶性肿瘤等类型。输尿管被覆盖着与膀胱一样的尿路上皮细胞层,所以在输尿管肿瘤的各种类型中,尿路上皮癌是最常见的一种,约占 95%。下文主要讲述输尿管尿路上皮癌的诊治,并将其简称为输尿管癌。

输尿管癌的临床表现

输尿管癌主要有 3 大临床表现:血尿、腰痛、腹部肿块,其次有腹痛、膀胱刺激症状、发热、贫血、体重减轻,转移至其他脏器后出现相应症状。

1. 血尿　最常见,特点是间歇性、无痛性全程肉眼血尿,反复出现,有时可伴条索状血块。少数仅有镜下血尿。活动或劳累可诱发出血。

2. 疼痛　疼痛的性质为绞痛、胀痛、钝痛、放射痛,疼痛的部位为腰部、腹部或沿输尿管走行区放射。疼痛的原因多为肿瘤浸润神经组织、肿瘤引起输尿管梗阻造成病变段以上输尿管和肾积水,但有时慢性梗阻、肾积水伴随的疼痛亦不明显。血凝块及并发结石的刺激引起的疼痛常为肾绞痛。

3. 腹部肿块　输尿管癌可触及腹部肿块者罕见,多数可触及的肿块为积水的肾脏。

4. 其他　晚期患者可出现消瘦、贫血、下肢水肿,出现骨转移还会引起相应部位疼痛。

输尿管癌的术前诊断

若出现可疑的临床表现,接下来需要进一步检查。在各种检查中,最重要的是输尿管 CT 检查。当 CT 检查怀疑输尿管癌的可能性较大,若无禁忌证就需要接受手术。若术前无法预判,输尿管镜活检可帮助诊断。由于尿路上皮癌的多发性,膀胱镜检也很重要,帮助判断膀胱内有无肿瘤病灶。具体的检查方法如下。

1. B超检查　输尿管肿瘤的超声改变主要为患侧肾积水及输尿管扩张,而直接发现肿瘤者较少。

2. 排泄性尿路造影　常表现为输尿管充盈缺损,当输尿管出现"倒杯口样""鸟嘴样"充盈缺损时,应高度怀疑本病。

3. 逆行肾盂造影　主要表现是为输尿管梗阻部位插管受阻,影像学检查表现为充盈缺损、肾积水、肿瘤以上输尿管扩张。

4. CT检查　诊断输尿管肿瘤的准确性较高,发现可疑肿块需要行增强CT检查,但早期肿瘤更难发现。

5. 磁共振尿路成像检查(MRU)　MRU对输尿管肿瘤所致梗阻部位、梗阻水平以上尿路积水均清晰显示,梗阻端以下可有异常肿块影。

6. 尿脱落细胞学检查　尿液沉渣涂片染色镜检找肿瘤细胞,多次检查可提高阳性率。

7. 膀胱镜检　膀胱镜检对下段输尿管肿瘤有诊断价值,有时可看到患侧输尿管口喷血,还可观察膀胱内有无肿瘤病灶。

8. 输尿管镜检　输尿管镜检可以在直视下观察肿瘤位置、形态、大小、病变范围,同时取活检,诊断率在90%以上。

半尿路切除术

原发性输尿管癌传统的和有效的治疗方法为半尿路切除术,即肾、输尿管全段切除加膀胱袖状切除。大家可能要问为什么要行半尿路切除术,这么做的理论根据如下。①根据致癌原理,输尿管癌常是多中心、多发性,局部切除复发率高;②术前准确估计肿瘤分期和分级困难,盲目行保守治疗将影响预后;③局部切除有使癌细胞溢出的危险;④输尿管壁薄,血运和淋巴丰富而易于转移,50％的输尿管癌有肌层浸润和淋巴结转移,根治性全切能充分切除肿瘤;⑤肾和部分输尿管切除后,输尿管残端的肿瘤复发率为30％～64％,残留部分输尿管会使复发风险增加。传统的半尿路切除术为开放性手术,随着技术的进步,目前泌尿外科医生更普遍地采用腹腔镜手术,甚至机器人辅助手术,开放性手术正逐渐被取代。

保留肾脏的手术

近年来,随着输尿管镜的广泛应用、对本病的认识加深、早期诊断率的提高,开始倾向对低分期和低分级的输尿管癌进行保守性手术,包括输尿管部分切除术、输尿管远端切除术、输尿管镜下肿瘤切除术(包括电灼、电切和激光治疗)。这些保守性手术的治疗效果改变了人们以往的观点,因为尿路上皮癌多见于老年人,可能伴发多种疾病,难以保证对侧肾绝对正常,而且还有少部分患者同时患有对侧上尿路肿瘤。目前大多数人已经倾向于对低分期和低分级的输尿管癌行保守手术,关键在于术前正确地了解肿瘤的分期和分级,并结合患者的全身情况选择适当的手术方式。

术后膀胱灌注化疗的必要性

膀胱癌患者术后要行膀胱灌注化疗,输尿管癌也一样。由于输尿管和膀胱尿路上皮癌的同源性,有报道术后膀胱癌发生率可达30％,因此术后给予膀胱灌注化疗可以预防膀胱部位癌症的复发。凡保留膀胱者均应按膀胱肿瘤治疗原则作预防性灌注治疗。

膀胱灌注常用的药物有丝裂霉素、吡柔比星、羟喜树碱、卡介苗等。已有临床研究证据显示,术后单次膀胱灌注化疗就能降低术后1年内膀胱癌的发生率。

双侧输尿管癌

临床工作中还发现个别双侧输尿管癌的患者,这非常罕见,仅占所有尿路上皮癌的1%~2.8%。是什么原因导致患者双侧受累呢?经过文献查阅,我注意到有别于单侧输尿管癌,双侧输尿管尿路上皮癌具有一些其他的病因或危险因素,如药物中的马兜铃酸、非那西丁成分,膀胱癌病史和遗传性非息肉病性结直肠癌,故更易导致双侧上尿路受累,需要引起注意。

例如马兜铃酸,它是马兜铃科马兜铃属植物所含的共同成分。自然界含有马兜铃酸的植物可能达600余种,广泛分布在热带和亚热带地区。我国含马兜铃酸的植物以马兜铃、关木通、广防己、青木香、天仙藤等含量较高,特别是具有利尿作用的关木通在中医上广泛用于治疗泌尿系统结石及尿路感染。临床研究显示,服用含马兜铃酸的中草药,不仅可导致急性肾小管坏死、急性肾衰竭(即马兜铃酸肾病),还会导致泌尿系统尿路上皮癌的发生率显著增高,而且更易发生在双侧上尿路。含马兜铃酸的中成药临床较为常用,其疗效肯定,且大多数作为非处方药,甚至在保健品和食品中加入,因此应引起社会的高度重视。

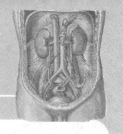

与阿姆斯特朗同样的疾病

在我从医生涯里，曾有这样一位患者，他曾是一位上海市著名高校的优秀毕业生，是一位海外留学归国的学者，是一位熟稔华尔街游戏规则的经济学家，是一位高等学校的管理者，也是我非常尊敬的一位长者，睿智谦和，平易近人。他平时身体健康，但工作比较忙碌，经常加班加点开会。这次因为发热来就诊，同时发现右侧阴囊增大。当发现阴囊增大同时伴有发热的情况，泌尿外科医生脑海中首先想到的是一种炎症性疾病——急性附睾炎，这个病主要表现为睾丸后方的附睾增大、触痛，同时伴有发热。但当给他做体格检查时，右侧附睾正常，没有增大和触痛，倒是在右侧睾丸摸到一个直径 2 cm 左右的肿块，质硬，这是睾丸肿瘤的征象。再进一步行 B 超检查，超声科医生也怀疑睾丸肿瘤的可能性较大。

既然临床上怀疑睾丸肿瘤，那就要做根治性睾丸切除术了。这种手术就是在腹股沟上方做一个斜切口，把这一侧的睾丸连同肿块、附睾和内环口以下的精索血管都切除。手术的目的一是为了治疗，二是为了明确诊断，拿到肿块的病理诊断。在根治性睾丸切除术中，我们发现情况还好，肿块尚局限于睾丸白膜内。术后病理显示为精原细胞瘤，这是睾丸肿瘤中常见的一种。术前 CT 检查显示腹膜后未见明显淋巴结大，但病理切片中发现患者的精索血管有小的瘤栓,所以在肿瘤科医生的会诊建议下,患者接受了化疗和腹膜后放疗。

在出院之前,患者向我表示感谢。我还记得他跟我说:"人到了40岁,平时一直忙着工作,身体抵抗力低,所以就容易生这种疾病。我看你们年轻医生平时工作很忙,一定要注意身体。"他在自己生病的同时,还不忘关心别人,我很感动。出院前,我赠给他一张有美国自行车运动员阿姆斯特朗图片的书签,希望他彻底康复,因为阿姆斯特朗就是一名睾丸肿瘤患者,手术后不仅痊愈,还参加自行车比赛夺得冠军。我想说,精原细胞瘤绝大部分都是可以治愈的!

睾丸的解剖和组织学

睾丸位于阴囊,呈椭圆形,借助于精索悬垂于阴囊内。正常人的睾丸纵径 $4\sim5$ cm,横径 $2.5\sim3.5$ cm,前后径约 3 cm,重约 $10.5\sim14$ g。睾丸内部有放射状的结缔组织将睾丸分成 $100\sim200$ 个椎体状的小叶,其内有丰富的曲细精管网,累计长度可达 250 m,曲细精管之间的结缔组织为睾丸间质,不同的组织会发生不同类型的睾丸肿瘤。睾丸肿瘤细胞会随淋巴液回流上行至腹膜后,易发生腹膜后淋巴结转移,所以部分睾丸肿瘤的患者需要接受腹膜后淋巴结清扫术。

睾丸肿瘤的多种类型

睾丸肿瘤的类型比较复杂,可分为原发性和继发性两大类。在原发性肿瘤中,又分为生殖细胞瘤和非生殖细胞瘤。睾丸的生殖细胞肿瘤包括精原细胞瘤、非精原细胞瘤(如胚胎癌、绒毛膜上皮癌和畸胎瘤等）及其他一些罕见的睾丸肿瘤，其中精原细胞瘤是一种常见的类型。2002年美国新诊断的7 500例睾丸肿瘤患者中，40％为精原细胞瘤，其余60％为非精原细胞瘤。

睾丸肿瘤有哪些症状？

睾丸肿瘤最常见的症状为睾丸的无痛性增大，有65％的睾丸肿瘤患者是因为发现睾丸肿块就诊的。大部分患者往往在无意之中发现自己的睾丸出现肿块，还有一部分是由医生查体发现的。也有30％～40％的患者在睾丸增大的同时伴有轻微的坠胀感或钝痛，肿瘤内出血坏死可出现突发性疼痛和发热。少数睾丸肿瘤会产生雌激素而使患者表现出男性乳房女性化。晚期肿瘤患者会因腹膜后淋巴结转移导致腰痛，腔静脉梗阻导致下肢水肿，还可能出现体重下降、消瘦等症状。

如何诊断睾丸肿瘤？

睾丸肿瘤的诊断不难，主要根据体格检查和B超检查，确诊则有赖于组织病理学检查。体格检查可以发现睾丸增大、质地较硬，或者在睾丸表面触及质地较硬的结节，可以与健侧睾丸进行比较。由于睾丸容易触及，细心的患者可以及时发现睾丸上的肿块，因此建议大家平时多留一个心眼，留意自己睾丸上是不是有不正常的现象，一旦发现异常情况，应该及时就医。天冷的时候，由于阴囊皮肤收缩不便于检查，可以选择洗热水澡时在阴囊皮肤松弛的情况下检查。除了体检之外，最常用的方法当属B超检查，可以帮助了解肿块的大小和性质，精原细胞瘤在B超图像中可以表现为睾丸内边界清晰、均匀一致的低回声病变，非精原细胞瘤则多表现为不均匀的回声。CT检查可以帮助判断是否有腹膜后淋巴结转移。还有一项重要的检查为睾丸肿瘤标志物的检查,主要有甲胎蛋白(AFP)和人绒毛膜促性腺激素(β-hCG),AFP与胚胎癌、畸胎癌有关,β-hCG则与睾丸绒癌有关。如果这两个指标升高,往往提示有这两种癌的可能性,而且这两个指标越高,肿瘤的恶性程度也越高。当然,还需依据病理学检查,明确诊断肿瘤的性质和类型,这需要在睾丸切除术后进行。

睾丸肿瘤应该怎么治疗?

无论哪种类型的睾丸肿瘤,高度怀疑后就应该尽早进行手术治疗,行根治性睾丸切除术,也就是取腹股沟切口,游离精索至腹股沟管内环口水平并切断之。然后再向下将精索与睾丸、附睾一并切除。精原细胞瘤在睾丸切除后,可辅以化疗或腹膜后淋巴结区域放疗,如果发现腹膜后淋巴结有转移,就应该做腹膜后淋巴结清扫术。对经病理诊断确诊为非精原细胞瘤的患者,原则上应该进行腹膜后淋巴结清扫术。对腹膜后转移病灶太大的病例,可先行化疗或放疗,待肿块缩小后再行腹膜后淋巴结清扫。保留性神经的腹膜后淋巴结清扫术减少了术后勃起功能障碍的发生率,既保留了勃起和射精功能,又降低了肿瘤残留和复发的可能。放疗和化疗还适用于晚期睾丸肿瘤患者。

切除单侧睾丸对性功能的影响

由于睾丸对于男性的重要性,当睾丸因为肿瘤而需要切除时,自然会引起患者的关注,其中对性功能的影响最受关注。其实,性功能的问题很复杂,它受很多因素如心理、勃起神经的影响,睾丸本身只是分泌雄激素而已，切除一侧睾丸对性功能应该没有很大的影响。更何况一侧睾丸切除后，对侧睾丸会代偿性地增加雄激素的分泌，使体内的雄激素水平保持相对恒定。要说有什么影响的话，如果切除睾丸给患者心理上留下阴影，消极悲观，甚至产生厌世的情绪，那么性功能可能会受到影响。

阴囊增大也不一定就是睾丸肿瘤

由于睾丸位于阴囊，容易触及，可以比较容易地发现睾丸出现的问题。有些人对自己阴囊出现的变化非常在意，一有风吹草动就像惊弓之鸟，其实也没有必要。还有不少非肿瘤性的疾病，也可以引起阴囊的增大，例如急性和慢性附睾炎（往往表现为附睾区域的肿块，急性期伴有疼痛和发热）、睾丸鞘膜积液（阴囊整体增大，透光试验和B超检查可以帮助诊断）、精液囊肿（附睾头部的圆形结节，多见于年轻人）、睾丸扭转（伴有突发剧烈的疼痛，B超检查睾丸血流减少）、腹股沟斜疝（大多数可回纳）、睾丸血肿（阴囊外伤后引起）、附睾结核（往往伴有输精管串珠样改变）等。这些疾病可以通过病史和检查与睾丸肿瘤加以鉴别。当发现阴囊增大或睾丸上出现肿块，也不要紧张，及时就医就行了。

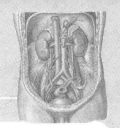

肾错构瘤：一种常见的肾脏肿瘤

门诊会遇到体检或因其他疾病检查而意外发现的肾错构瘤患者，因为担心肿瘤性质，不知是否需要治疗，所以前来泌尿外科门诊咨询。有一天在门诊，遇到一位女性患者，她是因为腰痛来看病的，首先去看了骨科，骨科医生做了体检、X线和B超检查，觉得从骨科的角度来看，除了轻度的腰肌劳损，没有其他大的问题。但B超检查发现左肾有一个小的肿块，建议她到泌尿外科来再看一看。她把B超报告递给我，一脸紧张地问道："王医生，我是不是得了癌症？"我先问了问她的症状，看了小便化验的报告，显示正常。然后阅读了B超报告，上面写着"左肾上极有一直径5 mm肿块，考虑肾错构瘤，建议随访"。我微笑着告诉她："目前情况还好，不用特别担心。第一，肾脏错构瘤是一种良性的肿瘤，不是肾癌。第二，这个错构瘤只有5 mm大小，应该讲和腰痛没有关系，目前不需要治疗。您需要做的，就是按骨科医生的建议，治疗腰肌劳损。第三，从泌尿外科角度来讲，也不是什么都不用做，需要每年至少查一次肾脏B超，随访病情变化。"听了我的话，她长出一口气，说："太好了！我还以为得了恶性肿瘤呢，吓死我了，谢谢您，医生。"患者紧张的心情一下放松了。

但有的时候B超检查结果的描述就不会有这么肯定的措辞，

可能会说"肾错构瘤可能大,建议进一步检查",等等。如果进一步检查,那就要做肾脏 CT 检查,但 CT 检查有 X 线辐射的危害。我一般会告诉患者,如果实在担心,或者要求明确诊断,那就要做肾脏 CT 检查。如果不愿意接受 X 线辐射,或者觉得进一步检查太麻烦,也可以密切复查 B 超,例如每 3 个月一次。如果从 B 超角度怀疑肾脏有恶性肿瘤疾病的可能,就应该做 CT 检查。

前面讲到的肾错构瘤患者没有症状,但有的时候症状也会相当严重。有一次泌尿外科急诊来了一位腰痛的患者,患者突发腰痛,没有任何诱因,B 超检查发现肾周血肿,血液检查发现患者的血红蛋白下降,血压还正常,130/80 mmHg,但是脉搏偏快,每分钟 90 几跳吧。进一步做了 CT 检查,发现这是一个肾脏自发性破裂,破裂出血的原因是肾脏有一个比较大的错构瘤。肾脏自发性破裂很少见,大部分都是外伤性破裂,肾脏自身的疾病比如错构瘤是自发性破裂的原因之一。后来这例患者接受了肾动脉栓塞治疗,出血得到了控制,在病情平稳之后,做了肾错构瘤剜除术。不过像这种错构瘤破裂大出血情况的患者,临床上还是属于少数,常见于比较大的错构瘤。

有人会问我肾错构瘤的病因,是否可以预防。其实错构瘤病因不是很清楚,也没有预防措施。有少部分患者因为基因异常导致发病,已得到研究的证实。记得曾见过一位女性患者,脸上有蝶形分布的红斑,CT 检查发现双肾有多发性错构瘤,每侧大概有十多个,有大有小,大的一二厘米,小的只有几毫米。像这样的肾错构瘤患者,很可能伴有结节性硬化症,这是一种先天性基因异常导致的疾病。

肾错构瘤是什么?

肾错构瘤又称肾血管平滑肌脂肪瘤,由异常增生的血管、平滑肌和脂肪组成，约占肾肿瘤的 3%。它是一种良性肿瘤，所以不用特别担心。错构瘤不仅可以发生在肾脏，还可以出现在脑、眼、心、肺、骨等部位。过去认为肾错构瘤是很少见的一种疾病，近年来，随着医学影像学的发展和人们对健康体检的重视，其检出率逐渐升高，临床上肾错构瘤也不少见。

肾错构瘤大多没有症状

肾错构瘤发展缓慢，早期多无症状，所以常常在体检时发现，或者在其他疾病检查时意外发现。但这并不意味着肾错构瘤就不会产生症状。当肿瘤较大时，可出现腰腹部胀痛。错构瘤富含血管，瘤体组织质脆，容易发生破裂出血，尤其是体积较大的错构瘤。若肿瘤内或肿瘤周围出血，可造成腰部疼痛，甚至突发剧痛，严重者在短时间内出现休克。血尿较为少见。此外，少数患者还会有一些肾外表现，如面部蝶形分布的皮脂腺瘤、癫痫、智力减退等，见于伴结节性硬化症的患者。

肾错构瘤的诊断

B 超和 CT 检查是诊断肾错构瘤的主要手段，其中 CT 诊断的准确率更高。肾错构瘤在 B 超检查中一般表现为回声不均匀，肿瘤内的脂肪及血管部分呈现分布均匀的高回声区，而平滑肌部分则显示为低回声区。脂肪组织与周围组织间声阻差越大，产生的强回声光团越明显。由于绝大多数肾错构瘤瘤体中含有脂肪成分，CT 检查可见密度不均的肿块，含脂肪组织成分，CT 值为复数。

很多情况下，B 超检查结果会表述为"考虑肾错构瘤，必要时进一步检查"，或者"肾错构瘤可能大，请结合临床"，或者其他类似的话语。这时候，我一般建议患者从下面两个方案中选择一个。①进一步做 CT 检查。一般来说，CT 会给一个倾向性更为明确的诊断，但是费用会增加，还要受到 X 线辐射。②暂不继续检查，但 3 个月后需复查 B 超，了解肾脏肿块的变化。

何时才需要治疗?

如果确诊了肾错构瘤，那该怎么办呢? 门诊时我一般会说不要紧，每年至少做一次 B 超，随访观察即可。对于肾错构瘤，当肿瘤较小且没有临床症状时，可暂时不予处理，定期随访观察。但是，这也不能一概而论。前面提到错构瘤富含血管，会发生破裂出血，尤其是体积较大时。所以，一般来说，对直径＞4 cm 的肾错构瘤，可以考虑手术治疗，首选腹腔镜下肿瘤剜除术，术中冷冻切片确认病理。如果遇到不能排除恶性肿瘤的情况时，应行腹腔镜下肾部分切除术。对于有肾错构瘤病史、突发腰部疼痛，甚至短时间内出现休克的患者，要想到瘤体破裂出血的可能，需急诊就医。

双侧多发肾错构瘤

肾错构瘤患者中，约 80% 肿瘤为单发，但还有约 20% 的患者，肿瘤多为双侧，且多发，瘤体大小不等，往往伴有结节性硬化症。后者多见于女性，这种患者会有面部蝶形分布的皮脂腺瘤、癫痫、智力减退等肾外表现，研究已经证实这是一种先天性基因异常导致的疾病。对于双侧、多发病变的患者，更要密切随访，警惕瘤体破裂出血，随访肾功能等。

梗阻篇

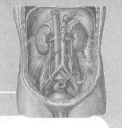

见石就打　后患无穷

　　有一年,岳父肾绞痛发作,经诊断是输尿管结石。但是他人在外地,无法至上海就医,作为泌尿外科医生的我,完全使不上力。因为肾绞痛是急诊,输尿管结石也不是一个很严重的疾病,所以岳父选择在当地治疗。诊所的医生建议做体外冲击波碎石(extracorporeal shock wave lithotripsy, ESWL)。这是一枚大概0.8 cm大小的输尿管结石,位于输尿管上段,完全可以做体外冲击波碎石,没有问题,所以家里沟通以后我表示同意。

　　后来我才知道,那次体外冲击波碎石之前诊所没有给岳父做其他任何检查,而是直接在超声定位下做了ESWL,保证结石排净,但费用一次性收取(费用接近上海的3倍),如果一次碎石不行,后续碎石免费。这么好的售后服务,不选真是亏了!结果不幸被言中,第1次碎完后复查,发现大部分结石残留未排出。第2次再碎,好在这次起效了,碎完后再复查,发现结石排出,期间除了少量的血尿外,也没有其他明显的不适。

　　大家都很高兴,治疗终于有效,病看好了!但是作为专业的泌尿外科医生的我,认为当中还是存在一些问题,而且女婿也没尽到责任。为什么这么说呢?我只考虑了这个结石是否适合做体外冲击波碎石,但是我没有预先关注冲击波碎石施行的细节,想当然地认为当地医生会在碎石之前做应该做的检查（其实他们没有）。

简单地讲，在碎石之前，除了要考虑结石本身，还要考虑患者的泌尿道有没有问题、患者的全身情况适不适合碎石。如果结石下方的输尿管狭窄，结石粉碎之后很可能无法排出，所以碎石之前要做排泄性尿路造影，了解有无解剖性狭窄；如果泌尿系统有感染，在感染没有得到控制的情况下，碎石之后可能出现急性肾盂肾炎（发热、腰痛），所以碎石之前要化验小便；如果患者有凝血功能障碍，贸然采取冲击波碎石的话，可能出现严重血尿、肾周血肿，所以碎石之前要查血小板和凝血功能。这些还只是举例，还不是要考虑的全部。

所以说，体外冲击波碎石虽然对身体损伤小，但是碎石之前需要完善相关的检查，判断是否可以施行，而不能见石就打，否则可能会出现问题。

ESWL 的工作原理

ESWL 是通过碎石机将一种机械波传导入人体内，并聚焦于结石上，利用它强大的波能将结石击碎。它最早于 20 世纪 80 年代应用于国内临床，经过几十年的发展，ESWL 无论在设备方面还是临床应用方面都已日臻完善。碎石机的工作原理是先由一个电极在水中进行高压火花放电，引起水的震动，产生冲击波。这些冲击波经过一个椭球体的壁反射后聚集在一点，并在此产生强大的波能。只要通过碎石机的 X 线或 B 超定位系统将结石定位于这个焦点上，冲击波就能将结石击碎。

ESWL 的优势

体外冲击波碎石的优点如下。①效果好：相当一部分泌尿系结石都能用 ESWL 治疗，从而使许多患者免除了手术的痛苦；②痛苦小：碎石过程中无需麻醉，患者几乎没有明显不适的感觉或仅有轻微的疼痛；③恢复快：治疗后患者可立即活动，不影响工作、学习和生活；④费用低：比住院手术的费用要低得多；⑤并发症少：ESWL 一般不会对人体产生严重的损伤。即便在当今各种微创手术盛行的情况下，ESWL 仍有其不可替代的作用，只要适应证选择得当，治疗的效果不亚于微创手术。因此，没有任何理由放弃ESWL。

适应证——不是所有结石都适合

ESWL 应用于临床近 40 年来，碎石机的功能和操作技术方面都已取得长足的发展。从广义上讲，肾、输尿管、膀胱结石都可进行体外冲击波碎石，但在具体治疗的时候，还是要严格掌握指征的。从结石大小看，肾盂结石以<2 cm 为宜。从结石部位看，肾盂结石比输尿管结石更合适。从结石结构看，粒晶结构的结石易于击碎，而鲕状结构的结石比较难击碎。从病程看，停留时间较长的结石较难击碎，即使击碎了也不易排尽。从结石成分看，磷酸镁铵最易击碎，草酸钙、尿酸次之，最难击碎的是胱氨酸结石。

此外，对于下列这些特殊情况的结石，ESWL 不太适用。①太小的结石因为有自行排出的可能且不易定位，一般不考虑做ESWL。②当尿路有明确的梗阻病变存在时，一般也不考虑ESWL，因为这时结石即使粉碎了，结石碎片也不可能顺利排出。

③对于有些比较大的肾鹿角形结石，ESWL 往往不能一次性把结石粉碎，而且容易形成"石街"。④对伴有严重肾功能损害的结石，应该尽快进行手术治疗，以解除梗阻挽救肾功能。⑤一些位于肾盏憩室内的结石或肾盏颈部狭窄的肾盏结石，一般不会给患者造成损害，且粉碎后也不能顺利排尽，也不考虑行 ESWL。⑥若采用 X 线定位碎石，与骶髂关节重叠的输尿管结石由于很难定位，无法行 ESWL。

禁忌证——不是所有患者都适合

另外，有以下情况者也不适宜进行体外冲击波碎石治疗。①身体情况相当虚弱的患者。②证实有器质性心脏病或安装有心脏起搏器的患者。因为这种患者在进行体外冲击波碎石时容易引起心律失常。③未经纠正的高血压病和有出血倾向的患者。这些患者在碎石后有发生肾周被膜下血肿的可能，必须先经内科治疗，使疾病得到控制后再进行体外冲击波碎石。④妊娠以及月经期的妇女。⑤特别肥胖的患者。一方面肥胖患者在 X 线通过时强度减弱，使结石的粉碎有困难；另一方面，因肥胖而使体表到结石的距离增大，甚至超出碎石机设定的调节范围，无法将结石调到焦点上。⑥儿童。这是由于结石到体表的距离太短，也超出碎石机调节的范围。

重视治疗前的评估

前面的故事中提到，不能见石就打，这是因为 ESWL 治疗前应考虑以下 3 个方面的情况，做好全面评估。

1. 全身情况　例如全身出血性疾病、严重的心脑血管疾病及孕妇不宜进行 ESWL。

2. 泌尿系统本身的情况 结石以下尿路存在器质性梗阻、肾功能不全及尿路感染者也不宜进行 ESWL。

3. 结石本身的情况 结石的大小、位置、结构、成分等均影响碎石的效果。因此，准备接受体外冲击波碎石治疗的患者应进行治疗前的评估，看看全身情况是否存在禁忌证，例如查血常规、凝血功能、心电图、病史问询等。看看结石本身和泌尿系统本身是否适合行 ESWL，例如通过排泄性尿路造影（必要时还要做逆行造影）明确结石所在部位以下的尿路没有各种原因造成的梗阻（如狭窄、息肉、肿瘤等）；患结石的一侧肾脏是否具有良好的肾功能，能否产生足够的尿液将结石碎片冲出尿路；尿路是否处于无菌状态，是否碎石后会出现泌尿系感染加重，等等。

并发症

ESWL 是一项安全有效的治疗方法，但治疗中或治疗后也可能出现一些并发症，不过一般问题不大，只要处理得当，不会出现危险情况。主要的并发症如下。

1. 血尿 体外冲击波碎石治疗后，几乎所有患者都会出现轻重不等的血尿，一般较轻，不需特殊治疗，短期内即可自行消失。

2. 疼痛 一般不重，必要时予镇痛解痉对症处理。如结石碎片引起输尿管梗阻，可发生典型的绞痛症状。

3. 发热 多由碎石堵塞尿路、尿路感染未加控制即进行碎石治疗造成，要及时用药控制感染、解除梗阻。

4. 输尿管内碎石堆积 这是较大肾结石行碎石治疗后较为常见的问题，又称为"石街"，此时应严密观察结石碎片排空的情况，必要时及时行 ESWL 或输尿管镜下碎石治疗。

治疗后注意事项

ESWL 有上述并发症,碎石后也需要促进结石排出,因此治疗后应注意以下事项。①碎石后应多饮水或通过静脉输液来增加尿量,促进结石碎片排出。②应多活动,特别是进行跳跃活动(以脚跟落地为好),以加快结石的排出。③每次将尿排入容器内或直接将尿排入特制的漏斗收集结石碎片,以观察结石碎片排出的情况并做结石成分分析。④碎石后会在短期内出现轻度血尿,若血尿比较严重或持续时间较长,需要应用止血药物。⑤碎石排出过程中,可能出现肾绞痛,必要时给予解痉止痛药。如果肾绞痛持续不缓解,应想到输尿管内形成"石街"的可能。⑥碎石治疗后若出现血压下降、持续性的肾区疼痛,应做 B 超检查,确定是否有肾周血肿。⑦如出现发热,应考虑泌尿系统感染的可能,给予抗感染治疗,做尿液的细菌学检查。⑧术后复查 X 线平片,及时了解结石排出的情况,并设法尽快排尽结石碎片。

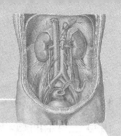

不痛的结石更危险

2018年的秋天,我来到云南省怒江州兰坪白族普米族自治县开展医疗帮扶工作。兰坪县位于滇西北三江并流地区,处于"世界屋脊"青藏高原南延部分横断山脉纵谷地带。那里高黎贡山、碧罗雪山、云岭等大山巍然矗立,怒江、澜沧江、金沙江三条大江奔腾其间,除少量较为平坦的山间槽地外,多为高山陡坡,可耕种面积少,交通出行不便。

那里属于"三区三州"国家层面的深度贫困地区,自然条件差,基础设施和公共服务不足,贫困发生率高,贫困程度较深,无高速公路,无机场,无高铁,无航运,无管道运输。这里居住的人口以少数民族为主,包括白族、傈僳族、彝族、普米族、怒族、独龙族等。由于经济发展落后,少数民族群众的健康水平距东部沿海地区还有很大差距,群众健康意识差,健康素养水平低,区域整体健康水平不高。

在援滇工作中我发现,少数民族群众的疾病预防意识差,患病就诊意愿低,就诊时间晚,医治难度大,疾病预后差。医疗费用负担、交通出行不便、医学常识缺乏是3大原因。中央制定了"打赢脱贫攻坚战三年行动"计划,对贫困地区加大了扶持力度。在滇西北少数民族地区,通过"建档立卡户制度"减免医疗费用,通过"村村通公路"工程改善山区交通,较大程度地解决了医疗费用和交通出行这两个问题。但是,医学常识缺乏的问题仍然存在,导致看病的时机偏晚,病情程度较重,处理难度加大,有些已产生并发症,造成了不能挽回的后果。

有一位来自兰坪县营盘镇的输尿管结石患者,一年多前有过突发性的腰腹部疼痛史,现在回想起来很可能是肾绞痛发作,可当时疼痛自行缓解之后,没有当回事,也就没有进一步治疗。这次患者来看病是因为入职体检时B超检查发现右侧肾脏重度积水,肾脏皮质变薄,右侧输尿管明显迂曲扩张。肾皮质变薄提示这一侧的肾功能已经重度受损,无法再回复到原先的水平。CT检查发现右侧的输尿管末端有一枚1 cm大小的结石,紧紧地卡死输尿管,导致输尿管梗阻,上方肾脏的尿液无法顺畅排出。而这一年来,患者没有明显的疼痛症状。

虽然右肾功能已经严重受损,但残留的右肾皮质还需要挽救,所以我们首先尝试输尿管镜下碎石的手术。但手术没有成功,术中发现结石刺激输尿管壁长出息肉样组织,而且组织体积较大,部分已经自输尿管开口突出到膀胱腔内,我们的手术器械(输尿管镜)无法进入输尿管,所以不得已只能对息肉样组织取了活检,以排除恶性疾病。输尿管镜手术失败后,在病理活检排除肿瘤的情况下,我们做了输尿管切开取石术、输尿管膀胱再植术,术中一并切除了存在问题的那一段输尿管。

回过头来看,这位患者因为没有及时就诊,不仅吃了苦头,做了开放性手术,肾功能也受到不可挽回的损害。输尿管结石能引起剧烈的肾绞痛,但有时也可能没有明显的症状。这一年多来,患者基本上没有明显疼痛的感觉,所以没有引起足够的注意,及时诊治,以至输尿管息肉形成、肾脏重度积水。所以说,不痛的结石更危险。

肾绞痛——一种剧烈的疼痛

肾绞痛主要由输尿管结石、血块等引起,其典型的临床表现为发作性腰部或腹部疼痛,轻则感腰部酸胀或不适,重则呈严重的绞痛,似乎极少有人能够忍受,医学上称为肾绞痛。疼痛常突然发作,男性可向下腹部、腹股沟、股内侧放射,而女性则放射至阴唇部位。肾绞痛发作时,患者常表情异常痛苦,双手紧压腹部和腰部,卷曲在床,甚至在床上翻滚,呻吟不已,大汗淋漓。发作常持续数小时,但亦可数分钟后即自行缓解。同时多伴恶心、呕吐和血尿,尿液呈鲜红色、茶色或洗肉水色,但多数血尿只能在显微镜下发现。位于输尿管壁间段的结石还可以伴随尿频、尿急的症状。

肾绞痛产生的机制

经历过剧烈肾绞痛的人,一定不会忘记那难以忍受的痛苦。肾绞痛为什么会让人产生这种刻骨铭心的记忆呢?这是因为结石在肾盂或输尿管内移动,造成机械性刺激,特别是当结石造成尿路急性梗阻时,相应部位的平滑肌产生强烈蠕动甚至痉挛,通过神经传导将痛感传递到人体的腰腹部相应区域,从而引起相应部位的疼痛,即肾绞痛。一旦结石排出或移位,输尿管痉挛解除,肾绞痛随之缓解。

不是每个结石都会痛

值得注意的是,并不是所有的输尿管结石都会产生肾绞痛,如果没有引起平滑肌痉挛,就不会有剧烈的肾绞痛。此外,当梗阻导致肾积水后,肾包膜牵张力上升会导致腰痛,但疼痛程度往往不剧烈,患者容易忽视,不会及时就医。若结石长时间未排出,会增加结石近段输尿管及肾盂内的压力,最终造成肾积水、肾功能损害,严重的患者会造成肾功能的丧失,因为一个小小的结石,把一个好端端的肾脏给毁了。也有一些结石比较小、临床症状不明显、肾积水较轻的患者,虽然口服排石药物治疗无效,但由于害怕手术,总还抱着一线希望,期待着有朝一日结石会排出来而继续服药,未及时采取手术,造成肾脏功能严重受损。

输尿管结石的危害

输尿管结石如果不及时治疗,会造成以下一系列后果。

1. 尿路梗阻 一般可造成梗阻以上尿路的积水,如输尿管下段结石可造成中、上输尿管及肾积水。严重的肾积水会使肾皮质变薄,肾功能受损。结石造成的梗阻通常是不完全性的,若双侧输尿管或尿道梗阻则可出现尿闭,严重者发展为尿毒症。

2. 局部损伤 结石会损伤尿路局部黏膜,引起血尿,刺激黏膜发生炎症、水肿,甚至长出息肉,加重梗阻。

3. 感染 这种感染可以是肾盂肾炎、肾积脓、肾周围炎和膀胱炎等。值得注意的是,感染可进一步加速结石的增长和肾实质的损害。

4. 肿瘤 尿路结石对黏膜长期的刺激会造成黏膜损伤、炎症,甚至造成尿路上皮细胞的化生,演变为鳞状上皮细胞,并进一步发展为癌。

结石诊断的六个问题

　　我的老师之一、泌尿系统结石专家何家扬教授曾总结过,对于每一位输尿管结石患者来说,在开始治疗之前,必须得到一个完整的诊断。需要回答以下 6 个问题,其中包括结石造成的危害。①要确定有没有结石。一般可以通过 CT 检查或泌尿系平片得到结论,但有些 X 线能够通过的结石(如胱氨酸、尿酸结石)在平片中不能显示出来。②要弄清有多少结石。是一个还是有很多个,对多个结石要尽可能数清楚有几个。③看结石在什么部位。输尿管结石则要看在哪一段输尿管,多个结石则要看清每一个结石的部位,在同侧还是在两侧。④要明确结石的大小。结石的大小是决定治疗方式选择的重要因素。⑤要弄清结石是什么原因造成的。虽然不一定每个患者都能做到这一点,但还是应该尽力寻找,因为这对于治疗和预防复发是十分重要的。⑥看结石有没有造成并发症,如梗阻、感染、肿瘤、肾功能损害等。只有弄清上述问题之后,才能得到一个完整的诊断,千万不能一见结石就不分青红皂白地开始治疗。

及时治疗输尿管结石

　　输尿管结石的治疗有多种选择,诊断明确后应及时治疗。治疗方案应根据结石的具体情况如大小、部位、医生的经验和患者的意愿综合考虑后决定。

　　1. 药物治疗　目前市场上出售和临床上常用的排石药物大多为中成药,如肾石通、排石颗粒、复方金钱草颗粒等,这些中成药对直径<6 mm 的小结石更有效。

2. 体外冲击波碎石　体外冲击波碎石至今已有几十年的历史,随着碎石机的更新换代和碎石经验的积累,它已成为治疗输尿管结石的有效手段,尤其适合上段输尿管结石,费用低、创伤小。

3. 经尿道输尿管镜碎石术　是治疗输尿管结石的一种重要手段,尤其是对输尿管中下段结石,对于体外冲击波碎石定位困难或治疗失败者以及冲击波碎石后形成"石街"者也适用,术后一般要短期留置双"J"管(一种引流尿液的输尿管支架管)。

4. 经皮肾镜碎石取石术　是在腰部经皮穿刺做一通道,用专门的扩张器扩大这个通道,将内镜经此通道放入肾内,再进入输尿管碎石取石,主要用于较大的上段输尿管结石。

5. 输尿管切开取石术　传统的手术方式,尤其适用于结石直径>1 cm 或其他治疗手段不合适时,现已少用。

6. 腹腔镜下输尿管切开取石术　开放手术的腹腔镜微创替代方式,指征相同,相比而言创伤更小。

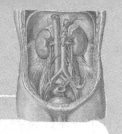

治疗肾结石的"武器库"

腾冲隶属云南省保山市，位于云南省西南部，是祖国西南的西南。它与缅甸毗邻，是中国通向南亚和东南亚的重要门户，被称为"极边第一城"。同时，它也是抗日战争期间中国远征军滇缅抗战的重要战场。2019年3月23日，在云南省中西医结合学会泌尿外科专委会的组织下，我来到了祖国的西南边陲重镇腾冲，和云南省的泌尿外科专家一起参加了在腾冲市中医医院举办的义诊，为腾冲当地老百姓提供无偿诊疗咨询。

在腾冲义诊的时候，有这么一位肾结石患者，她是当地的少数民族傣族人，陪着一起来的还有她的母亲和妹妹，她们要咨询的是肾结石的治疗方法。首先她们给我看了CT片，片子显示患者左肾有一个部分鹿角型结石（结石充满整个肾盂肾盏时形状像鹿角称鹿角型结石，部分充满则为部分鹿角型结石），结石最大径约2 cm。患者有肾结石的病史多年，但是没有治疗，这次检查的时候发现结石长大了。这么一个2 cm大小的结石，吃药是没有用的，需要通过其他方法治疗。她们听说现在有一种叫做经皮肾镜碎石术的微创技术，想通过这次咨询了解：是不是需要做这个手术？这个手术有什么优点？又存在什么样的危险？费用怎么样？有没有其他的治疗方法？这些都是很实际的问题。

询问病史和看了片子后，我觉得有 3 种治疗方案，分别是体外冲击波碎石术、经皮肾镜碎石术、输尿管软镜碎石术，并且倾向于选择后两种。对于该患者来说，体外冲击波碎石术是创伤最小的治疗方式，费用也最省，但是结石体积偏大，需要多次碎石，而且较多的结石碎片容易堵塞输尿管。经皮肾镜碎石术适合这样大小的结石，通过人工建立的从皮肤到肾脏的通道置入器械进行碎石，同时还能将结石碎片取出，手术即刻清石率比较高。但它是有一种有创的手术，手术主要的风险为出血、结石残留、穿刺失败，等等。还有第 3 种治疗方案，称为输尿管软镜碎石术，这是利用一种比较柔软纤细的泌尿内镜，前端能够深入肾集合系统到达肾结石的部位，通过激光光纤将结石粉碎，再主动取石或让结石碎屑自行排出。它的创伤比经皮肾镜碎石术更小，但激光光纤不一定能够弯曲到达肾下盏，因而无法碎石，术后结石碎屑自行排出也需要一段时间。我倾向于后两种治疗方法，各有利弊，具体选择哪种，要看当地手术设备和手术医生的经验，还有患者自己的意愿。

肾结石的治疗手段有多种，为了帮助大家进一步了解，下文详细介绍经皮肾镜碎石术、输尿管软镜碎石术、腹腔镜切开取石术以及各种碎石所用的能量平台，我把它们称为治疗肾结石的武器。ESWL 则在"见石就打，后患无穷"一章中已具体详述。

经皮肾镜碎石术

经皮肾镜碎石术（percutaneous nephrolithotripsy，PCNL）是一种腔内泌尿外科手术。它是利用肾镜和腔内碎石、取石器械，通过人工在腰部建立的从皮肤到达肾脏的通道将结石粉碎并同时将结石碎片吸出体外来完成治疗的。PCNL 一般需要采用全麻，也可用连续硬膜外麻醉或腰麻。术中首先在 X 线或超声指导下穿刺肾盂,然后将穿刺通道扩张至需要尺寸,经此通道留置镜鞘,再放入肾镜,窥视下将结石用特殊的碎石设备击碎后取出。

经皮肾镜手术适合单发和多发性肾结石(主要是直径＞2 cm)、鹿角型结石、有症状的肾盏结石或憩室内结石、输尿管上段结石、开放手术后残留和复发性结石、体外冲击波无法粉碎及治疗失败的结石等。与体外冲击波碎石和开放手术相比,PCNL 的优点是:能在直视下发现结石并碎石、取石;可同时将结石击碎并取出;操作可以随时停止、分期进行;可与体外冲击波碎石等方法配合治疗;损伤比开放手术小。近年来出现的微通道经皮肾镜碎石术,使该手术的创伤更小,并发症发生率更低,手术后恢复更快,已成为治疗结石的主要手段之一。PCNL 的并发症主要有术中及术后出血、感染、肾盂穿孔、邻近脏器损伤等。

输尿管软镜碎石术

输尿管软镜碎石术(retrograde intrarenal surgery,RIRS)是另一种腔内泌尿外科手术。该技术只需通过患者的自然腔道即泌尿道,利用可以主动弯曲的软镜就能够观察肾盂、肾盏等输尿管硬镜无法到达的区域,通过钬激光将结石击碎,将碎石取出或随尿液自行排出体外。RIRS 可用于治疗直径≤2 cm 的肾结石、输尿管上段结石、PCNL 术后残余结石、联合经皮肾镜治疗复杂性肾结石、马蹄肾肾结石、异位肾合并结石、尿流改道术后输尿管结石等特殊结石病例。对于肾结石直径＞2 cm 的病例,RIRS 可作为一种替代治疗,推荐分期手术。输尿管软镜还可用于上尿路来源血尿的镜检及治疗、肾盂旁囊肿内切开引流术等。输尿管软镜碎石术有创伤小、恢复快的优点,但其操作手法精细,软镜价格昂贵且易损坏。输尿管软镜碎石术的并发症有出血、感染、输尿管损伤、进镜失败等,术前留置双"J"管 2 周能够明显减少并发症,提高手术成功率。

腹腔镜切开取石术

腹腔镜手术是近数十年发展起来的一种微创技术,它是利用腹腔镜及其相关器械进行的手术。手术中将腹腔镜镜头插入腹腔或后腹腔内,并将腹腔镜镜头拍摄到的图像通过光导纤维传导并实时显示在监视器上,医生通过监视器屏幕上所显示的图像,运用特殊的腹腔镜器械进行手术。常用的术式有腹腔镜下肾盂切开取石术,术中一般采用 3~4 个操作通道,通道处仅有 0.5~1 cm 的手术切口,因此手术创伤轻、并发症少、痛苦小、恢复快。套管的合理安置、准确的解剖定位、良好的尿路引流、娴熟的缝合技术是手术成功的关键。由于腹腔镜手术的切口小,从而减轻了患者的痛苦和损伤,缩短了住院的时间,所以也是一种可供选择的治疗方式。

碎石武器 1——超声

超声碎石是利用超声换能器的压电效应将电能转换成声能(机械能),再沿着硬性探条传导至顶端,引起顶端震动,当探条顶端接触到结石时,超声波的高频震动能把结石碾磨成粉末状小碎片或将结石震裂。超声碎石的探头一般是中空的,在碎石过程中可以同时用负压将已粉碎的结石碎片吸出来,操作更方便,效果更好。另外,超声碎石探头还有一个"吃硬不吃软"的特点,它可以震碎坚硬的结石,对膀胱壁、输尿管壁等软组织一般不会造成损害。

碎石武器 2——气压弹道

气压弹道碎石是模仿气锤的作用原理,利用压缩气体产生的能量推动手柄内的子弹体,在弹道内将能量传递到探杆,探杆的尖端与结石反复撞击,将结石击碎。由于结石质硬,不易变形,当冲击的能量超过结石张力时,就可使结石解体而达到碎石效果。气压弹道碎石的装置由金属探头、手柄、子弹体、发生器和空气压缩机构成。探头直径为 $0.8\sim2.0$ mm,依据碎石的部位和内镜工作腔道的直径而定。空气压缩机的压力为 $3\sim5$ bar,子弹体在弹道的内运动频率可达到 $8\sim12$ Hz,经探头传递的最大输出能量可为 $80\sim100$ mJ。碎石模式可选择单发脉冲或连发式脉冲。

碎石武器 3——钬激光

钬激光(Ho:YAG)是近年来普遍用于治疗泌尿系结石的一种激光。钬激光是稀有元素钬产生的脉冲式激光,波长 $2\,140$ nm,恰好位于水的吸收范围,峰值功率瞬间可达上千瓦。钬激光可通过直径 $200\sim550$ μm 低水含量的石英光导纤维发射激光,通过内镜直抵结石将其粉碎。与传统的燃料激光相比,钬激光有明显优势,它除可用于碎石外,还具有切割汽化软组织、凝固止血的功效。对于时间长、炎症反应重、已经形成包裹的结石可以先汽化切除包裹的软组织,再粉碎结石。

碎石武器 4——联合(EMS)

这里的 EMS 不是"国际邮政快递服务",它是一种气压弹道碎石联合超声碎石及吸引的设备，可进行多种组合治疗。特殊设计的中空超声探头及微侧孔防堵塞结构，有效减小热力的产生、防止吸管阻塞等问题，减少或避免使用取石钳的机会，缩短了治疗时间。在经皮肾镜下应用该设备处理大的复杂性肾结石，可以显著缩短手术时间，提高单位时间内结石的清除率，明显提高疗效。手术过程中，肾脏处于常压或轻微负压状态，防止其他碎石方式高压冲洗可能导致的潜在的感染危险。另外，结石收集器可自动收集结石碎片，用于结石分析。

不同"武器"的选择

有这么多的微创技术和设备，究竟应该选择哪一种，要根据每个患者的全身情况、结石部位、结石大小、有无感染、肾实质损害程度、结石复发趋势等综合考虑。此外，从循证医学的角度来说，选择何种治疗方式，还要看 3 个方面：临床证据、医师经验和患者意愿。循证医学被定义为"慎重、准确和明智地应用当前所能获得的最好的研究证据对个体患者的诊疗做出临床决策"，也就是将临床证据、个人经验与患者意愿三者相结合以指导临床实践。这里的临床证据是指肾结石治疗研究的结果，在结石诊治的临床指南中有全面的汇总，泌尿外科医生会熟练掌握。个人经验是指泌尿外科医师从事某种特定手术方法的能力和经验。因为每种手术方式都有利弊，还需要患者充分了解，并在医生的指导下做出最终选择。

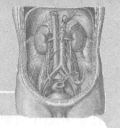

飞行员的入职障碍：一粒 4 mm 的肾结石

在门诊经常会碰到一些肾结石患者，结石直径≤4 mm，除了偶尔会有镜下血尿，患者并没有明显的症状。对于这样的结石患者，一般采用口服排石药物治疗，或者仅仅观察随访。但有这么一位特殊的患者，给我留下的印象非常深刻。

他 20 岁出头，入职体检发现时发现左肾一枚小结石，直径只有 4 mm，没有任何症状。对于这样一枚结石，可以不用药或者口服排石药物治疗，但这位患者却要求手术治疗。刚开始我很惊讶，随即我就问他为什么要求手术治疗。原来他是一位飞行员，正参加一家航空公司的应聘，可是入职体检时发现了这粒肾脏小结石。因为肾结石排出时有可能导致剧烈的肾绞痛，影响飞行安全，所以这枚小小的结石成了他入职的障碍。他已经口服排石药物 2 个月了，还跑步运动，但令他沮丧的是，结石就是没有排出来，复查 B 超显示结石还在，处于肾下盏的部位。

他首先询问是否可以采取体外冲击波碎石。我说这个结石的直径太小，体外冲击波碎石术是将更大的结石击碎成这样大小的碎片，然后再经泌尿道排出，所以体外冲击波碎石不合适。他又说在网上看到有一种手术叫做输尿管软镜碎石术，可以将肾脏的结石打碎并取出。我回答说："理论上是可以的，但这种手术一般用于治疗 2 cm 以内体积更大的结石,你采用这种手术是杀鸡用牛刀啊!何况这个微创手术不是无创,手术之后输尿管内还要短期放置引流管,需要择期再取管,不考虑费用,光这些就挺麻烦的。"至于经皮肾镜碎石术,肯定不合适,我提都没有提。患者听后叹了一口气,跟我讲述了他目前入职困难的现状,他需要这么一份工作,所以他坚持要求做输尿管软镜取石术。

虽然很理解他的现况,但我还是婉拒了他做手术的要求,不过我给了他另一个建议,就是体外物理振动排石。这是一种中国新创的排石方法,患者躺在机器上,机器通过一定的物理振动和调整方向,引导结石从泌尿道排出。这种方法的主要特点是主动排石,而以前药物排石等方法是被动排石,因为谁也不知道排石的具体时间。这种方法当时还处于临床试验阶段,我知道上海有一家三级医院有体外物理振动排石机,所以我介绍他去试一试,也许能够成功。之所以拒绝输尿管软镜碎石术,除了手术带来的不适和费用,还存在肾下盏结石手术失败的风险,部分患者因肾脏解剖的原因,输尿管软镜的头端无法到达下盏结石部位。

无临床意义结石

肾结石患者中还有相当一部分小结石的患者,这些患者的结石直径一般≤4 mm,没有疼痛,没有肉眼血尿,没有尿路感染引起的尿频、尿急、尿痛的尿路刺激症状,常常在例行体检时发现。这些结石被称为无临床意义结石。无临床意义结石还多见于体外冲击波碎石、经皮肾镜碎石或输尿管软镜碎石后的残留结石,以及没有症状的肾盏憩室结石。

口服排石药物

对无临床意义的小结石,当然可以选择口服排石药物治疗。目前市场上出售和临床上常用的排石药物大多为中成药,常用的有肾石通、排石颗粒、复方金钱草颗粒等。这些中成药的主要成分为金钱草、海金沙、车前子、石苇、茯苓、鸡内金、玉米须、胡桃仁等,有利尿排石的作用。中国传统医学蕴含着我国人民数千年来防治疾病的丰富经验和理论,实践证明,这些中药可以提高排石率、减少手术率、缓解肾积水。

有些结石虽小却不能排出

很多患者以为小的结石就一定能自行排出,实际却并非如此,有的结石即便经过长时间的排石治疗,却仍不能排出。为什么呢?这是因为:①与结石所在部位有关。结石位于肾盏或肾盏憩室而肾盏颈部狭窄时,往往难以排出。当结石位于肾脏下部时,人体处于直立位时间较多,结石也较难排出。②与结石是否黏连有关。当结石与停留部位组织有黏连时(例如 Randall 斑),即使有尿液的冲刷,结石仍然很难排出。③与结石所在侧的肾功能有关。当患侧肾功能减退时,不能产生足够的尿液来促使结石排出。④与结石所在部位以下有无梗阻有关。当结石所在的部位以下合并有息肉、外来压迫或狭窄时,会造成梗阻,使结石不能排出。

运动和体位排石

有些结石患者在确诊以后,选择多运动,比如跳跃、跑步、打羽毛球等,认为可以促进结石的排出。但其实要根据结石所在部位,选择相应的活动方法,否则不但不利于结石排出,反而会使病情加剧。

1. 肾上盏及输尿管结石　可以原地跳跃、下楼梯,也可让患者先踮起脚尖,然后脚跟着地,利用脚跟着地时的冲击力促使结石下移。

2. 肾脏中极结石　宜取健侧卧位,可适当叩击肾区促进排石。

3. 肾下盏结石　可进行体位排石,就是让患者采取倒立或臀膝位(俯卧于床,臀部抬高,头低位)来引导结石的排出。应当注意的是,患者要采取自己力所能及的活动方式,肾绞痛剧烈时应暂停运动疗法。

体外物理振动排石——中国制造

临床上多采用口服中草药排石、运动排石、体位排石等被动排石的方法,结石排出时间不确定,排石效果也不确切。而体外物理振动排石(external physical vibration lithecbole,EPVL)机是一种我国首创的主动排石设备,开创了临床泌尿系结石由被动排石向主动排石转变的新思路。它采用多方位物理简谐振动惯性引导技术,使用多方位导向谐振激发手柄提供轴向促推作用,通过调整设备姿态,由惯性引导离隙的结石沿腔体滑移排出。EPVL 主要应用于直径<6 mm 的肾或输尿管结石、体外冲击波碎石和各种腔镜微创治疗后的残石,它具有排石主动、排石更快、排净率高、安全可靠的优点。

输尿管软镜取石

输尿管软镜碎石取石术是一种腔内泌尿外科手术,通过患者的自然腔道即泌尿道,利用可以主动弯曲的头端就能够观察肾盂、肾盏等输尿管硬镜无法到达的区域,将结石击碎并取出,具体在"治疗肾结石的'武器库'"一章中有详细介绍。它是一种微创技术,具有创伤小的优点,一般用于治疗直径≤2 cm的无法自行排出的肾结石,但毕竟微创也是有创的。

溶石治疗

所谓溶石疗法就是用药物使结石溶解、变小或防止结石增大的治疗方法。可以在确诊后通过口服药物的方法溶解结石,也有通过各种方法将导管放到结石近段的尿路,经过导管注入溶解结石的药物,使药物与结石直接接触达到溶解结石的目的。临床上口服药物主要用于治疗尿酸结石和胱氨酸结石。目前,溶石疗法还远不够完善,溶石的时间也很长,真正能被药物溶解的结石并不多,在其他方法治疗尿结石已经取得良好疗效的情况下,已不需要再采取导管注药的方法溶石了。

不治疗要紧吗?

无临床意义的小结石不治疗要紧吗？如果结石长期不能排出体外,可能会出现一些问题,如肾绞痛(结石排出并梗阻于输尿管)、血尿(结石摩擦损伤黏膜)、结石长大(未来可能需要手术治疗)、尿路感染(结石作为异物存在)、肾功能受损(长时间梗阻停留在尿路的某一部位)。其中最严重的是肾功能损害,由于梗阻上方尿路的压力逐渐增高,使肾组织缺血、变性、坏死,肾功能逐渐降低。观察随访当然是一种合理的选择,因为不论是口服排石药物还是其他治疗方法,都存在利弊。观察随访时,需要定期检查 B

超、尿常规等,了解结石大小的变化、肾脏有无并发症等。只要无明显症状,又没有对肾功能造成影响,可以选择观察随访,底线是不能加重肾功能的损害。但对于飞行员这样特殊的职业,由于肾绞痛突发时剧烈的疼痛会对工作产生影响,事关公共安全,当然会要求入职前将结石排净。

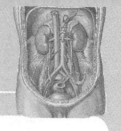

寻找尿路结石的病因

泌尿系统结石是泌尿外科常见疾病之一，虽然患病率高，但目前医学技术先进，已有多种微创手术技术可用于有效治疗泌尿系结石。尽管如此，泌尿系结石还有一个很大的问题有待解决，那就是高复发率。工作多年来，会碰到不少结石反复发作的患者。

有一位从外地到上海来打工的青年女性患者，双肾结石反复发作，记忆里这位患者做了多次的经皮肾镜碎石术，每次手术都能把结石取净或基本取净，但过一段时间后，结石又会复发。对她来说，结石复发的原因是泌尿系统的畸形和尿路感染。患者有泌尿系统先天性畸形，一侧是肾盂输尿管交界部梗阻，已经接受了手术治疗，但扩张的肾脏集合系统已无法变回原有的状态；另一侧是重复肾输尿管畸形，暂时随访观察。泌尿系统的畸形容易导致尿路感染，而感染也是促使结石形成的原因之一，所以她的结石每次化验下来都是感染性结石，疾病发作的时候伴有高热，每次住进病房时都很可怜。

泌尿系统结石容易复发，这样的问题不止在上海。在云南援滇帮扶期间，我参加了云南省泌尿外科同道组织的结石诊治学术会议，在会议上我观摩了一些泌尿系统结石的微创手术，比如说经皮肾镜碎石术、输尿管软镜碎石术。我发现云南同道泌尿系统结石微创手术的水准相当高,他们能够处理很多复杂性的泌尿系统结石,比如说双侧完全鹿角型结石。云南是一个泌尿系结石发病率较高的大省,每年结石手术病例相当多,泌尿外科医生们积累了丰富的手术经验。但尽管如此,云南每年还是有很多患者结石复发,目前没有一个非常有效的办法来预防结石复发,这也是云南省泌尿外科医生乃至全球泌尿外科界面临的一个难题。

虽然泌尿系统结石的预防比较困难,但也不是完全没有办法,我们需要寻找病因。不同的病因,对应到不同的预防办法,治标要治本,只有针对病因才能从根本上解决问题。

尿路结石的高复发率

我国不仅尿路结石发病率高,而且复发率也很高,结石的高复发率已成为困扰我国尿石症治疗的难题之一。据统计,上尿路结石 1 年、5 年、10 年的复发率分别为 3.3％、13％和 12.5％,15 年以上的复发率高达 23.8％;下尿路结石的复发率较低,5 年、10 年复发率分别为 6.2％和 8.5％。因此,对尿石症患者进行治疗后,有必要采取进一步措施预防结石复发。尿路结石按成分可分为草酸钙、磷酸钙、磷酸镁铵、尿酸、胱氨酸等多种类型,对不同成分的结石需要采取不同的预防方法。

寻找病因,困难重重

我们都知道要治标更要治本,因此预防结石的复发,需要根除结石的病因。与尿路结石形成有关的因素主要有以下几种。

1. 营养 如高盐高糖高蛋白摄入多,蔬菜和食物纤维摄入少等。

2. **代谢** 如胱氨酸尿症、草酸或钙–磷代谢异常、高尿酸等。

3. **药物** 如维生素 D 中毒、皮质类固醇、磺胺类药物等。

4. **某些疾病** 如甲状旁腺功能亢进、痛风、海绵肾、尿路异物、前列腺增生症、尿路感染等。

5. **先天性畸形及解剖异常** 如蹄铁肾、重复肾、肾下垂、肾盂输尿管连接处梗阻、输尿管囊肿、尿道狭窄等。

6. **气候** 地处热带或亚热带，气候湿热干燥，结石发病率高。

7. **饮水量** 饮水量不足或过少，可促进结石的产生。

8. **特定人群** 从事高温作业、久坐职业的人群，从事有色金属（铅、铜等）作业的人群，长期卧床、骨折后患者等。

9. **遗传** 尿路结石可能与部分基因缺陷有关。

多年来，虽然很多学者对"尿路结石是怎样形成的"这个问题进行了大量的研究，但至今仍未能得到明确的答案。上述结石形成的危险因素种类多而复杂。泌尿外科医生只能根据患者到医院就诊时所了解到的情况、对患者进行的各项检查、对获得的结石标本分析结石形成的原因。尽管如此，还是有相当一部分患者能找到主要病因并采取相应措施，这对预防结石复发是重要的。我们需要通过结石分析、理化检验、影像学检查等寻找病因。

结石成分分析

对任何一个尿石症患者，不管结石是自行排出的（整块结石或碎石以后的结石碎片）还是手术取出的，都应该将结石标本送去化验，这相当于对结石的"病理检查"。尿石症患者在就诊时，虽然已通过一些血、尿标本的化验和 X 线检查等方法了解了可能存在的代谢异常，但这对于诊断来说还是不够的。只有对结石标本进行分析，确切知道结石的成分，才算是得到了一个完整的诊断。对于结石标本进行化学成分分析,一方面是为了使诊断完整,也就是说除了知道结石的部位、数量、原因、并发症等外,还要知道结石的成分;另一方面也是为避免患者尿石复发提出一个指导性的意见。所以,无论是医生还是患者都应该重视对尿石标本的分析。有些患者希望将结石标本保存在家中作为纪念,这也无妨,现在应用红外光谱分析结石只需微量的结石标本就可以了。

血液化验

有的尿石症患者不明白为什么尿路中有结石却要化验血液。这是因为通过血液的化验,可以了解尿石症患者的肾功能及肾结石的病因。这些血液化验项目包括血清钙、磷、血糖、尿酸、二氧化碳结合力、尿素氮和肌酐等。例如,正常成人血清钙为 $2.1\sim2.6$ mmol/L、血磷为 $0.97\sim1.45$ mmol/L,而原发性甲状旁腺功能亢进的患者血清钙高于正常值(正常值为 $2.1\sim2.6$ mmol/L),且同时伴有血清无机磷降低,是含钙尿路结石的重要原因之一。再如,正常成人男性血尿酸 $\leqslant70$ mg/L、女性 $\leqslant65$ mg/L,超过此值时为高尿酸血症。痛风患者血中尿酸常增高,高尿酸血症常伴有尿酸的过多排泄,是尿酸结石形成的重要原因之一。另外,通过化验血常规、出凝血时间了解患者有无贫血、有无凝血功能障碍,从而判断有无手术或 ESWL 的禁忌证。

尿液化验

尿石症患者的尿液检查十分重要,它可以了解结石有无并发感染、结石可能的成分,并对结石如何治疗及预防起指导作用。尿液检查可分为一般检查和特殊检查。一般检查即众所周知的尿常规,它包括 pH 值、比重、红细胞、白细胞、蛋白、结晶等。尿石症患者的尿常规检查可以发现有许多红细胞、白细胞或晶体。尿晶体检查可提供有关结石成分的线索,如看见胱氨酸结晶提示为胱氨酸尿患者,可能有胱氨酸结石;如发现尿酸结晶,常提示尿酸结石可能。另外,尿 pH 值的高低也可提示某种类型的结石,磷酸钙、碳酸磷灰石结石患者的尿 pH 值常 ≥7.0,呈碱性;而尿酸、胱氨酸和草酸钙结石患者的尿 pH 值常 ≤5.5,呈酸性。特殊检查包括尿细菌培养及药敏实验、24 小时尿量、钙、磷、草酸、尿酸、镁、枸橼酸、胱氨酸、肌酐测定等。对尿液的生化指标进行检查,需要留取 24 小时的尿液标本,这是因为每人每日排尿的次数、尿液的量及浓度的变化很大,只测定一次小便的尿液是不可能正确地反映代谢的情况,只有将 24 小时的尿液收集在一起,才能比较准确地反映患者的代谢情况。

影像学检查

影像学检查是为了查找泌尿道有无异常从而导致容易结石发病或复发。尿路任何部位的梗阻都可以导致结石的形成,较常见的有前列腺增生症、尿道狭窄、输尿管狭窄、腹膜后肿瘤压迫输尿管、肾盂输尿管交界处梗阻等,尿路手术后再次发生的狭窄也可成为结石发生或复发的原因。在结石诊断要回答的 6 个问题中,最后一个问题是关于"结石是什么原因造成的"。因为这对于治疗来说,无疑是十分重要的,有些先天性畸形、泌尿系统肿瘤、前列腺增生症等都与尿石症的发生有密切的关系,应该而且也能通过检查来发现。常用的检查有腹部平片、排泄性尿路造影(IVU)、泌尿系B超、逆行肾盂造影、泌尿系 CT、磁共振检查等。例如,IVU 可用于诊断肾盂输尿管交界处梗阻,后者是肾结石发病的因素之一。

预防尿路结石的复发

尿路结石复发率高，如何预防是一个十分重要的问题。在结石得到治疗后，若形成结石的因素并未得到解决，结石还可能复发。目前结石预防的有效办法不多，主要有：①根据尿石成分分析的结果，制定针对性预防措施，这样才能做到有的放矢。草酸钙结石患者不宜过多进食豆制品，尿酸结石患者要控制血尿酸含量、碱化尿液，感染性结石患者要预防尿路感染。②多饮水是最简便有效的防石方法。增加 50％的尿量可以使尿石的发病率下降 86％。对尿石症患者来说，应保持每日尿量在 2 000 ml 左右，而且要均匀地饮水。判断饮水量是否足够，一个比较简单的方法就是看尿色是否由黄转清。③解除结石形成的病因，如尿路梗阻、尿路感染、代谢性疾病等。④根据热量的需要限制超额营养，动物蛋白的摄入要适量，控制糖、盐的摄入，增加蔬果摄入。⑤定期随访复查。

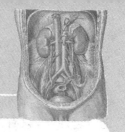

前列腺增大就是前列腺增生症吗

一天下午,像往常一样,一点半准时出门诊。到达泌尿外科门诊的时候,见门口已经坐着不少就诊的人。马上进入叫号系统,开始门诊。第2位进来的是一位男士,身着西装,看得出是一位有体面工作的白领人士。果不其然,他坐下后掏出一份在专业医院做的体检报告,我看了一眼,体检项目很全面,收费应该要超出普通的体检,他说这份体检是单位免费提供给在职人员的。

他姓王,今年40岁,体检报告拿到手后,发现B超检查结果显示前列腺增大,引起了他的关注。他今天是特地前来咨询自己是不是患了前列腺增生,要不要紧,需不需要治疗。"我这么年轻,怎么会得前列腺增生啊?"王先生向我阐明来意后,小声地咕哝着。我笑着说:"别急,让我先看看报告再说。"我翻阅了体检报告B超检查一栏,发现有着这样的描述:"前列腺增大,大小约 32 mm×30 mm×25 mm,内部回声均匀"。我问道:"您有排尿困难的症状吗?晚上要起来排尿几次?"王先生回答说:"我好像没有排尿困难的表现,排尿一直都很通畅。晚上最多起来 1 次,大多数时候能一觉睡到大天亮。"我又笑着说:"没事!"王先生脸上的表情又高兴又诧异:"呃,可是不对啊,体检报告不是明明说前列腺增大吗?"我解释说:"男性随着年龄的增长,前列腺的体积会逐渐增大,所以您B

超检查的结果显示前列腺增大也没错。但前列腺体积增大，不一定引起症状，只有当出现夜尿增多、排尿等待、尿线变细、尿后滴沥、尿不尽时，才需要治疗，此时才称为有临床意义的前列腺增生症。""好的好的，谢谢您！"王先生恍然大悟。

在门诊，像王先生这样前来咨询的男性并不少。随着生活水平的提高，人们的保健意识逐渐增强，定期体检的人越来越多，很多人都体检发现这样那样的问题，有的要紧，有的不要紧，关键在于科学的解读。要解读 B 超报告中的前列腺增大，我们先来回答以下几个问题。

第一，前列腺在哪儿?

前列腺位于盆腔内，在耻骨联合下缘耻骨弓之后、直肠之前，由狄氏筋膜将前列腺与直肠隔开。前列腺呈圆锥体状，上与膀胱颈相接，下至尿生殖膈。前列腺围绕前列腺部尿道，其 1/3 在尿道之前，2/3 在尿道之后，可分为前面、后面及下侧面。直肠指检时，可触及前列腺两侧叶，略微隆起，习惯上称为左叶和右叶。两侧叶之间有一凹陷，称为中间沟。简单地说，前列腺的上方是膀胱，下方是尿道，膀胱里的尿液最终从尿道排出，必须要经过中间的前列腺。所以说，前列腺是男性排尿的必由之路。

第二，前列腺的内部结构是什么样的?

前列腺组织由腺体和纤维肌肉基质两部分组成，腺体组织占 70%，由高柱状上皮组成，肌肉纤维组织占 30%，为前列腺的支架。前列腺的主要区域包括中央带（又称移行区）和外周带，在射精管与尿道内口至精阜之间的组织呈圆锥状，称为中央带，在中央带的周围为外周带。一般来说,前列腺增生发生于中央带,前列腺癌好发于外周带。前列腺和腮腺、胰腺等腺体一样,属于人体的外分泌腺。前列腺腺体部分由多个腺泡和导管组成,有 16～32 个腺管分别开口于后尿道内,分泌一定量的外分泌液,即前列腺液。同时,前列腺又是男性生殖器官中最大的附属性腺,对男性生殖功能具有特殊的作用。

第三,前列腺增生症是怎么回事?

前列腺增生症又称良性前列腺增生(benign prostatic hyperplasia,BPH),是老年男性常见的疾病之一,它以前列腺上皮和间质细胞增生为组织病理学特点,表现为解剖学上的前列腺增大和功能上的膀胱出口梗阻,产生排尿期和储尿期两类症状。排尿期症状主要表现为排尿踌躇,就是在有尿意时不能立刻解出小便,需要等待一段时间才能解出,还有尿线变细、排尿无力、尿后滴沥等,严重时可发生小便完全不能排出的情况。储尿期症状主要包括尿频、尿急和急迫性尿失禁,最早出现的往往是夜尿增多,影响睡眠,以后白天也出现尿频,还有尿急,即一有尿意,就要立刻排尿,严重时小便会不由自主地排出来。

第四,什么是前列腺生理性增大?

男性前列腺组织的生长受雄激素的调控,随着年龄的增长,前列腺的体积会逐渐增大,组织学上的前列腺增生通常始于 40 岁,但增大的前列腺不一定引起排尿症状,若不伴有上述排尿踌躇、尿线变细、尿频、尿急等症状,就不必担心,因为这是前列腺生理性增大。即使对前列腺增生症的患者来说,疾病的严重程度也并不完全取决于前列腺的大小,还取决于增生的部位,例如当增生部位靠近尿道周围或突向膀胱时,更容易产生排尿梗阻症状。

正确解读 B 超报告中的"前列腺增大"

现在,回过头来再回答如何解读 B 超检查发现前列腺增大的问题,您应该有自己的答案了吧?没错! 前列腺增大不等同于前列腺增生症,还应该结合是否有下尿路症状。泌尿外科医生在诊断是否有前列腺增生症以及是否需要治疗之前,都会进行一个全面的评估,包括国际前列腺症状评分、前列腺体积、残余尿、尿流率、逼尿肌收缩功能状况等,而不能单单依据前列腺 B 超检查。

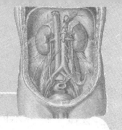

令人眼花缭乱的"扑克牌"

良性前列腺增生是老年男性最常见的疾病之一,这种疾病在组织学上以前列腺上皮和间质细胞增生为主要特点,在解剖学上以前列腺体积增大、膀胱出口梗阻为表现,在临床上以排尿困难、尿频、尿急、夜尿增多为主要症状。良性前列腺增生的发病率高,组织学上的前列腺增生通常始于 40 岁,但不一定有症状,而产生临床症状的良性前列腺增生在 51～60 岁的男性中发病率为 42%,61～70 岁为 70%,81～90 岁高达 90%。可见随着我国社会人口的逐渐老龄化,良性前列腺增生的患病率逐步升高,因此需要提高对该病的关注,对其有科学的了解。

因为良性前列腺增生比较常见,所以在门诊会遇到很多患者。有的是首次来看病,但更多的是来复诊配药的患者。有的患者来了以后,直接就说出自己想配什么药:"医生,请您帮我配这个药吧"。如果已经口服这样的药,效果比较好,所以想继续服用,这无可厚非。但有的患者听了别人的介绍或者从网上查到某种药比较好,希望医生开具,但其实一种药不会适用于所有的患者,应该根据患者的具体情况选择用药。

有一些患者口服一种药物之后效果并不好,症状没有缓解,只是没有多想,还是按照原先的治疗方案配药,这时就需要考虑是否换药，而不应该一直持续服用原药。还有一些患者，用药比较混乱，尝试了多种不同的药，今天在这儿看，开了一种药，明天在那儿看，又开了另外一种药，虽然用了多种药物，但是效果都不是很好，不知道该如何是好。我就碰到一位患者，来看病的时候，随身带来了各种各样用过药物的包装盒。因为药盒体积比较大，占用空间，他把盒子的一面（含商品名和商标的那部分）剪了下来，所以掏出来的时候就像掏出一把扑克牌。我抓起这把"扑克牌"，有的是 α 受体阻滞剂类药物，有的是 5α -还原酶抑制剂类药物，有的是能够缓解尿频、尿急的中成药，有国产的，也有进口的，令我眼花缭乱。其中，有些药物虽然由不同厂家生产，商品名不同，化学成分不完全一致，但是药效类似，其实属于同一种类型的药，没有必要同时使用。即使是前后更换用药，看上去是换了，但其实换的是药品品牌，从根本上来说还是换汤不换药，此时调整用药就没有任何的意义。

那么，问题来了。治疗良性前列腺增生的药物既然有这么多种，各种药物分别适用于什么样的病情？患者究竟应该如何选择？很多前列腺增生的患者都会有这样的问题，所以有必要科普这方面的知识。在介绍不同药物之前，首先让我们来了解一下良性前列腺增生的症状和评分工具。

排尿期和储尿期症状

良性前列腺增生的临床表现主要分排尿期和储尿期两类症状群。

1. 排尿梗阻症状（排尿期）　前列腺增生时，增大的前列腺会像拦路石一样堵塞尿道，引起排尿困难。主要表现为排尿踌躇，就是在有尿意时不能立刻解出小便，需要等待一段时间才能解出。还有尿线变细、排尿无力、射程不远，总有排尿不尽的感觉。随着病情的发展,出现尿流不能成线而成滴沥状。如有受凉、饮酒、憋尿及应用其他药物(如阿托品)等诱发因素时,可突然发生小便完全不能排出的情况,也就是急性尿潴留。

2. 膀胱刺激症状(储尿期)　主要包括尿频、尿急和急迫性尿失禁。尿频是前列腺增生症的早期症状,而最早出现的是夜间排尿次数增多,并逐渐加重,严重时患者甚至无法睡眠。以后白天也出现尿频,还有尿急,即一有尿意,就要立刻排尿。严重时,小便会不由自主地排出来,这就是急迫性尿失禁。

量化工具——IPSS 评分

国际前列腺症状评分(IPSS)是评价前列腺疾病患者症状轻重程度的一种指标,由美国泌尿外科学会(AUA)制定,并于 1993 年正式在全世界应用。IPSS 是根据回答有关排尿症状(排尿期和储尿期)的 7 个问题而得出,每题有 0～5 分的 6 种评分。患者可根据症状的严重程度选出 6 个评分中的一个,总分是 0～35 分(无症状～非常严重的症状)。0～7 分为轻度症状;8～19 分为中度症状;20～35 分为重度症状。IPSS 评分将患者的主观症状量化,使医生能清楚地了解前列腺增生患者的排尿情况,并据此制定治疗方案。患者在回答这 7 个问题时,首先应回忆过去 1 个月的排尿情况,所有问题是根据前 1 个月的症状来评分的(表 1)。

表 1　国际前列腺症状评分表(IPSS)

在过去 1 个月,您是否有以下症状?	没有	在 5 次中少于 1 次	少于半数	大约半数	多于半数	几乎每次	得分
1. 是否经常有尿不尽感?	0	1	2	3	4	5	

在过去1个月，您是否有以下症状？	没有	在5次中少于1次	少于半数	大约半数	多于半数	几乎每次	得分
2. 2次排尿间隔是否经常短于2小时？	0	1	2	3	4	5	
3. 是否经常有间断性排尿？	0	1	2	3	4	5	
4. 是否经常憋尿困难？	0	1	2	3	4	5	
5. 是否经常有尿线变细现象？	0	1	2	3	4	5	
6. 是否经常需要用力才能开始排尿？	0	1	2	3	4	5	
	没有	1次	2次	3次	4次	5次或以上	
7. 从入睡到早起一般需要起来排尿几次？	0	1	2	3	4	5	

注：总分0～7分为轻度，8～19分为中度，20～35分为重度。

何时需要药物治疗？

不是所有的良性前列腺增生患者均需要治疗。轻度症状的患者（IPSS评分0～7分）只需等待观察或改变生活方式，中重度症状的患者（IPSS评分＞7分）需要药物治疗。而那些出现顽固性尿潴留（至少有一次拔管后再发尿潴留）、反复尿路感染、肉眼血尿、膀胱结石、肾功能不全和巨大膀胱憩室的患者均为绝对手术指征，服用药物也无济于事。选择等待观察并不意味着放任病情发展，消极等待。每年应进行一次全面的评估，包括IPSS、肛指检查、尿常规、肾功能、尿流率、B超及其他必要的检查，同时测定血清PSA水平，警惕前列腺癌的发生。

α 受体阻滞剂

治疗前列腺增生的药物有很多种,第 1 种介绍 α 受体阻滞剂,全称为 α-肾上腺能受体阻滞剂。患有前列腺增生症时,除增大的腺体可引起机械性梗阻外,前列腺部位的平滑肌张力增高也是导致排尿困难的重要因素,我们称之为功能性梗阻。这些平滑肌的张力是受肾上腺素控制的。研究发现,前列腺平滑肌的收缩功能主要是由 α_{1A} 肾上腺能受体介导,α 受体阻滞剂治疗前列腺增生症的机制就是它们阻断了肾上腺素与膀胱颈及前列腺内平滑肌上的 α-肾上腺素能受体的结合,从而降低平滑肌张力,达到缓解排尿困难症状的目的。常用的 α 受体阻滞剂有选择性 α_1 受体阻滞剂(如特拉唑嗪、多沙唑嗪等)和高选择性 α_{1A} 受体阻滞剂(如坦索罗辛),后者由于高度选择性作用于 α_{1A} 受体,产生体位性低血压的不良反应较少。

5α-还原酶抑制剂

5α-还原酶抑制剂能抑制血浆中的 5α-还原酶而降低双氢睾酮水平。我们知道,人体内产生的睾酮必须在 5α-还原酶的催化下转换成双氢睾酮才能作用于前列腺并引起前列腺增生。双氢睾酮才是能发挥作用的雄激素,而 5α-还原酶抑制剂减少了体内这种有活性的雄激素。5α-还原酶抑制剂对前列腺增生症患者能显著改善症状,表现为前列腺症状评分降低、最大尿流率增加、前列腺体积缩小等。其优点是安全度高,能通过缩小前列腺体积而减少急性尿潴留的发生和对手术的需要,缺点是需要长期服药。此类药物有非那雄胺、度他雄胺。

M 受体拮抗剂

M 受体拮抗剂主要用于缓解以尿频、尿急为主的储尿期症状，它是通过拮抗乙酰胆碱与 M 受体结合而发挥作用。常用的药物有托特罗定、奥昔布宁、索利那新。其不良反应有口干、便秘、头痛、视力模糊等，其中口干是最常见的不良事件，主要是由于阻断了唾液腺 M 受体所引起，不同 M 受体拮抗剂的口干发生率不同。M 受体拮抗剂慎用于胃肠蠕动减弱、胃肠道梗阻性疾病如幽门狭窄、正在治疗的窄角性青光眼、重症肌无力的患者，也要警惕使用后发生尿潴留的可能。我一般使用前会检查残余尿，<60 mL 时才用。

磷酸二酯酶 5 型抑制剂

磷酸二酯酶 5 型抑制剂（PDE5I）原本是用于治疗男性勃起功能障碍的药物，枸橼酸西地那非（又称万艾可或伟哥）就是属于这一类，它通过抑制 PDE5 的水解活性来起到治疗勃起功能障碍的作用。但近来临床研究发现，PDE5I 还具有缓解下尿路症状的作用，机制可能是缓解膀胱逼尿肌收缩、降低膀胱颈部和前列腺张力。其不良反应主要有头痛、颜面潮红、消化不良、视觉异常、肌无力等。

β₃ 受体激动剂

β₃ 受体激动剂是一类新药，可以选择性地刺激膀胱 β₃ 肾上腺素能受体，使逼尿肌舒张，促进膀胱充盈，增加储尿量，从而减少排尿次数，改善尿频、尿急和尿失禁等主要症状，且没有 M 受体拮抗剂的不良反应如口干等，例如米拉贝隆。

植物类药

这类从植物中提取的药物能改善症状，而且不良反应极少，所以受到欢迎，但其作用较缓慢。这些植物药有我国的中医中药，也有欧洲常用的棕西米果、星形花根、花粉提取物、南瓜子、紫花球根、欧洲山杨叶等。例如前列康，它是以油菜花粉为原料制成的，内含 21 种氨基酸，有除维生素 K 以外的多种维生素，可改善尿流率，减少排尿阻力。

合理性用药，个体化治疗

根据欧洲泌尿外科指南，应该向患者推荐个体化的治疗方法，有时需要联合使用药物，但不应该乱用药。图 4 总结了药物治疗的流程图，引用自欧洲泌尿外科指南，这比文字描述更直观易懂。

药物治疗的注意事项

良性前列腺增生的患者在接受药物治疗时，还应注意以下几个问题。①所服的药物对您是否有效。这包括患者的自我感觉：服药后排尿是否较前通畅？排尿次数是否较前减少？如果症状有改善，可继续服用。②所服的药物对您是否有明显的不良反应。例如 α 受体阻滞剂常见的不良反应有头痛、头晕、鼻塞、直立性低血压等。对有明显不良反应的患者，可改用选择性强的 α_{1A} 受体阻滞剂。③有无同时服用同一种类型的两种药物。这样做既会造成浪费，又会加重不良反应。④是否还能继续服用药物治疗。

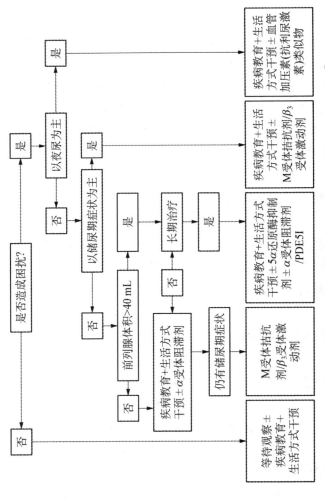

图 4　男性下尿路症状药物治疗流程图[译自《欧洲泌尿外科指南》(2019 版)]

这是患者在接受药物治疗时最应注意的。当患者经药物治疗后感觉排尿不畅加重，排尿次数增多，应及时去医院检查。如果出现下列情况，应考虑手术治疗，如多次尿潴留（至少有一次拔除导尿管后仍不能排尿）、反复出现的血尿、肾积水、膀胱结石、反复尿路感染、膀胱憩室以及药物无法缓解的中重度症状。

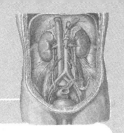

该出手时就出手

在介绍良性前列腺增生药物治疗的那一章,提到了很多不同的药物及其药理作用。的确,这些药可以有效地治疗良性前列腺增生,缓解患者的症状。但是,药物不是万能的,还有一部分前列腺增生患者需要手术治疗,而且还要把握好手术的时机。

有一天,病房里来了一位老人,他是带着导尿管进来的,看到他走进病房的时候,集尿袋里已经有很多尿液。他当天上午在门诊就诊,查出有尿潴留,插完导尿管后,马上收住入院。在门诊看病的时候,虽然患者诉说已经排完尿了,但B超发现膀胱内还有超过 1 000 mL 的残余尿,还有双肾积水、肾功能受损,血肌酐已经超过正常范围。门诊医生诊断为良性前列腺增生、尿潴留、双肾积水、肾功能不全,需要马上导尿,并建议住院进一步诊治。这位患者有多年前列腺增生的病史,一直长期口服用药,虽然到后来症状逐渐加重,有医生建议考虑手术,但是他因为害怕手术还是拒绝了,一直坚持使用药物治疗。了解了这位患者的病情后,我知道在他身上已经有了良性前列腺增生的并发症,即尿潴留和双肾积水。长期无法排出的尿液滞留在膀胱中,导致膀胱内压增高,到了一定的程度,就影响肾脏的尿液下行排至膀胱,积留在肾脏而产生肾积水,导致肾功能受损。

肾积水已经是前列腺增生的手术指征了,需要通过手术解除前列腺部位的梗阻,但我隐约有种担心,手术能不能解决这个患者的问题。之所以这么想,是因为我知道长期的膀胱出口梗阻,初始会导致膀胱逼尿肌肥厚,逼尿肌收缩力代偿性的增强,但到后来进入失代偿期,膀胱逼尿肌会出现无力,也就是收缩力下降,这时即使把前列腺部位的梗阻解除,患者还有可能会排尿困难。后来对这位患者的一项检查印证了我之前的猜想,这项检查称为尿动力学检查,可以检测膀胱逼尿肌的收缩力,这个患者就存在逼尿肌收缩力明显降低。

　　对于这样的患者,决定是否手术也存在两难。排尿困难可能由 2 种原因引起,一种是膀胱出口以下的梗阻,另一种是膀胱逼尿肌收缩力降低,两种原因都可以导致残余尿过多和尿潴留。手术能解除前列腺部位的膀胱出口梗阻,降低排尿的阻力,但不能解决膀胱逼尿肌收缩力降低的问题。所以对于这样的患者,手术后的效果如何还真的拿不准,说不定手术后还要留置导尿管。而手术是有创伤的,而且还是有风险的。

　　因此,对于一部分药物治疗无效的前列腺增生患者,必须及时进行手术治疗,千万不能等到膀胱功能很差,甚至出现肾衰竭才来手术,此时的手术效果可能已远远不如以前了。所以说,该出手时还要出手!

不及时治疗的后果

　　前列腺增生造成的下尿路梗阻是进行性发展的。若不及时治疗,膀胱为了克服阻力,先是膀胱逼尿肌逐渐增厚,膀胱黏膜出现小梁和小室,此时可能会发现有残余尿或膀胱结石。如果病情进一步发展,膀胱逼尿肌由代偿过渡到失代偿,膀胱容量不断增加,膀胱残余尿量也不断增加,出现膀胱输尿管反流,造成肾、输尿管积水,最终导致肾衰竭。由此可知,前列腺增生症如果不及时治疗,后果是十分严重的。但许多患者对前列腺增生症的并发症没有认识,个别患者甚至见怪不怪,以为年纪大了,小便就该不通畅了,从来也没想过去医治,以至延误诊治。

常见的并发症

良性前列腺增生如果不及时治疗,除了肾积水和肾功能不全,还会引起其他一些并发症,如膀胱感染、膀胱结石、膀胱憩室、尿失禁、腹股沟疝、痔疮及脱肛等。①膀胱感染是由于排尿困难,膀胱内有一定量的残余尿,这些残余尿为细菌生长繁殖创造了良好的条件,在人体抵抗力降低时,就会引起膀胱感染,出现尿频、尿急、尿痛、血尿等症状。②膀胱结石的发生也与尿液的潴留有关。尿液中的小晶体及其他小颗粒都会在膀胱内积聚,这些颗粒不能随尿液及时排出体外,就逐渐增大,进而形成结石。③腹股沟疝、痔疮及脱肛的发生都与排尿时腹腔内压力增高有关。对老年男性的腹股沟斜疝和直疝、痔疮及脱肛患者,手术治疗前必须弄清楚是否有前列腺增生症。如有,首先治疗前列腺增生症,否则"治标不治本",会导致手术的失败。④最为严重的并发症是慢性肾功能不全。这是由于前列腺增生所造成的膀胱内高压影响到输尿管、肾脏,引起积水,并最终使肾功能受到破坏。此时,患者如得不到及时治疗,就会发展为尿毒症,危及生命。

手术的指征

良性前列腺增生在什么情况下需要手术呢? 临床上,患者如有下述情况时应考虑手术治疗。①经药物治疗无效，排尿不畅加重，排尿次数继续增多，影响生活质量；②反复尿潴留（至少有一次拔除导尿管后仍不能排尿）；③前列腺增生引起反复发作的血尿；④前列腺增生引起反复尿路感染；⑤膀胱结石；⑥较大的膀胱憩室；⑦前列腺增生引起双肾积水和肾功能不全。

经尿道前列腺切除术

经尿道前列腺切除术（TURP）是采用最多的手术方法，是在麻醉下通过专门的前列腺电切器械切除前列腺的手术。电切器械由镜鞘前端带绝缘陶瓷的电切镜、光导纤维、高频电流发生器、用于电切和电凝的襻以及其他部件所构成。医生可以在直视下用电切襻将前列腺一片一片切除并从尿道中取出。这种手术方法能降低前列腺症状评分、提高尿流率，具有创伤小、手术时间短、术中出血少、手术效果好等优点。术后并发症有出血、尿道狭窄、膀胱颈部硬化、逆行射精、尿失禁等。以前一般使用高频电刀行电切，目前临床普遍使用的是等离子电切，具有避免 TUR 综合征、组织碳化程度小的优点。

经尿道前列腺剜除术

经尿道钬激光前列腺剜除术（HoLEP）是治疗前列腺增生较新的手术方法。经尿道置入内镜到达前列腺部位后，利用钬激光在前列腺外科包膜界面分离，把增生的腺瘤从外科包膜上剜除下来，推至膀胱里粉碎，最后将粉碎的组织吸引出来。相比传统的经尿道前列腺电切术，该手术方法治疗更彻底，操作安全，患者术后恢复快、复发可能性极低，近年在国内外已逐渐广泛开展，尤其适用于前列腺体积较大的患者。除了钬激光，还可以使用铥激光、红激光、半导体激光、电切环等行经尿道前列腺剜除术。

经尿道前列腺气化术

经尿道置入内镜到达前列腺部位后，利用激光烧灼气化前列腺组织的一种手术，主要是采用绿激光进行手术。该治疗方法气化组织和止血效果均较好，手术时间短，留置尿管时间短，患者术后可快速恢复正常工作和生活，对高龄、高危患者尤为适用。但该激光仅对软组织有效，不能用于腔内碎石，气化后也没有组织可供病理检查。

其他微创治疗手段

1. 经尿道前列腺切开术（TUIP）　适合前列腺体积较小的患者，手术时间短且并发症比 TURP 要少。

2. 经尿道微波治疗（TUMT）　通常经尿道置入特制的导尿管后施行，同时要置入冷却装置来减轻高温对尿道黏膜的损伤。

3. 经尿道针融治疗（TUNA）　将特制的导尿管置入尿道，从导管尖部露出的两根射频针刺入前列腺尿道部黏膜，通过射频产热使组织凝固坏死，每根针都有绝缘封套，在热分离过程中保护尿道不受损伤。

4. 前列腺支架　在膀胱镜引导下把支架置入前列腺窝保持尿道前列腺部通畅，通常置入 4～6 个月后尿道黏膜会覆盖支架。

5. 经尿道球囊扩张　用特制的导尿管球囊扩张前列腺窝，改善症状评分和尿流率。

上述方法中，经尿道前列腺切开术适合前列腺体积较小的患者,其他方法都是针对不能耐受麻醉或常用的切除、剜除手术的老年患者。至于前列腺开放手术即前列腺摘除术,除个别超大体积的前列腺,目前已很少使用。

微创手术后注意事项

这里讲讲经尿道前列腺切除术和剜除术,它们是临床上最常采用的手术方式。术后患者虽康复出院,但体内前列腺窝的创面尚未完全愈合,还会出现尿频、尿痛或血尿等症状。这时,要多饮水,同时适当服用抗感染药物,减轻炎症,促进前列腺窝的愈合。如经过一段时间,尿频或血尿还未减轻,甚至加重,应及时告诉医生。另外,要保持排便通畅,大便干结时用力排便的动作,易导致前列腺窝创面再次出血。部分患者可能出现尿失禁,绝大部分为一过性,这是外括约肌力量相对不足所致,可行收缩肛门的动作锻炼提肛肌,以缓解尿失禁的症状。还有少数患者术后 3 个月起复又出现尿线变细或排尿困难,要考虑尿道狭窄或膀胱颈部挛缩的可能。

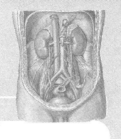

"模棱两可"的肾盂分离

　　有一些医学术语是非常专业的,老百姓看了以后摸不着头脑。比如说,我在门诊会碰到一些患者,他们因为各种各样的原因做了肾脏 B 超检查,检查报告里提到了一个词语,叫做肾盂分离。如果不是学习过医学超声相关的知识,很少有人会知道肾盂分离是什么意思。所以他们会拿着报告问我"到底什么是肾盂分离? 肾盂分离要不要紧?"

　　应该讲,大部分的肾盂分离是有问题的,很多时候肾盂分离其实就是肾积水。肾积水是因为尿液在从肾脏往下排出的过程中有阻碍,就像下水道不通路面会积水一样,尿液滞留在肾脏集合系统里导致肾积水,在 B 超声像图上就会显示为肾盂分离。肾盂分离是一种图像状况,肾积水是一种病理状态。

　　但也有患者虽然 B 超显示肾盂分离,但其实没有梗阻,进一步做排泄性尿路造影检查,发现上尿路通畅,仅显示患者有壶腹型肾盂(显得比较宽大,像肾积水),在 B 超声像图上也会表现为肾盂分离。此种情况就属于正常,先天长得就是这样,不要紧,因为没有梗阻。

　　所以说,若 B 超报告说肾盂分离,可能有问题,也可能没有问题,这个时候就要结合病史、症状、体格检查和影像学检查,综合分析,加以鉴别。不是B超医生故意"模棱两可",而是很多情况下诊断疾病时,单一的影像学检查还不够,需要综合其他的信息。

肾盂分离不等于肾积水

肾积水在B超声像图中常表现为肾盂分离。当肾盏和肾盂积水后,其内滞留的尿液使肾窦回声分离,出现低回声的液性区,被称为肾盂分离。而且,液性区的大小、形态与肾积水的容量、类型和严重程度相关。但声像图上的肾窦回声分离不能一概认为是肾积水,也不能机械地以肾盂分离的测量值来区分是否为肾积水。因为肾盂分离仅仅是一种超声图像描述,除了肾积水,生理性的壶腹型肾盂也会显示出肾盂分离。壶腹型肾盂是肾盂的一种类型,其特点是肾盂直接与肾小盏相连,而没有明显的肾大盏,通常比较丰满,有时易误认为积水,但它不需要治疗。而肾积水是在尿路梗阻的情况下,肾脏产生的尿液不能顺利排出肾脏而积聚在肾盂及肾盏内,导致肾内压力升高、肾盂及肾盏扩张、肾实质变薄及萎缩、肾功能逐渐丧失的一系列变化。壶腹性肾盂是一种生理现象,但肾积水是需要寻找原因并治疗的。

肾积水的原因

肾积水可分为原发性和继发性两种。原发性肾积水又称为先天性肾积水,最主要的病因是动力性原因,肾盂输尿管连接部的肌细胞不能有效地传递来自起搏细胞的电活动,阻断了输尿管的正常蠕动。此外,还可以由机械性梗阻所致,如来自肾下极的迷走血管压迫、输尿管肾盂高位插入等。继发性肾积水多由于泌尿系的其他疾病所致,通过检查一般都可以找到病因,主要包括如下。

①上尿路的梗阻性病变：肿瘤、息肉、结石、结核、损伤、畸形、肾下垂等；②上尿路外部的压迫：腹部、盆腔或腹膜后的肿块、特发性腹膜后纤维化、异位血管、妊娠期和月经期充血的卵巢静脉压迫；③下尿路梗阻性病变：前列腺增生症、前列腺癌、尿道狭窄等。

肾积水的临床表现

肾积水的临床症状一般并不明显，甚至可以完全没有症状，或仅有轻度的腰部钝痛。有些患者是因其他检查意外发现肾积水的，有些患者直到体格检查发现腹部肿块时才去医院就诊，个别患者甚至到肾功能已严重受损时才被诊断为肾积水。但上尿路的急性梗阻可引起急性肾绞痛，并伴有恶心、呕吐、肾区疼痛和大汗淋漓等症状。肾积水患者有时可有镜下血尿或肉眼血尿，合并感染或结石后血尿可以加重。体积较大的肾积水可压迫周围脏器而出现相应的症状，如腹胀。肾积水合并感染时可出现尿频、尿急、尿痛，感染严重时又引流不畅时可出现肾积脓，此时可出现高热、寒战。重度肾积水患者由于扩张的肾盂、肾盏压迫小叶间动脉致肾实质缺血，可出现高血压。双侧肾积水发展到晚期，肾功能严重损害，患者可能出现少尿甚至无尿等。

进一步检查

肾积水的诊断主要依靠以下检查。①体格检查：患侧可触及增大的肾脏。②B超检查：简单易行的无创性检查，可以判断有无肾盂分离，还可通过估计肾皮质的厚度间接评价患肾的功能，有时还可发现肾积水的病因，但需与肾囊肿、壶腹性肾盂等相鉴别。③排泄性尿路造影：可见梗阻上方的输尿管扩张、肾盂扩张、肾盏杯口变钝、患侧肾盏显影延迟,帮助判断梗阻的部位和原因。对估计肾功能受损较严重的患者,还可以采用大剂量静脉点滴造影的方法。④逆行造影检查:对排泄性尿路造影患肾不显影的患者,可采用逆行造影的方法显示患肾的形态,获得梗阻的原因、部位等信息。⑤CT 检查:能显示肾脏的大小、轮廓、肾积水的程度、肾皮质的厚度等,特别是通过 CT 三维重建的图像能更直观地看到梗阻的部位及性质。⑥磁共振检查:磁共振水成像能清晰地显示梗阻的部位。⑦放射性核素检查:可以了解梗阻的程度及肾功能的情况,利尿肾图对鉴别是机械性梗阻还是功能性梗阻有重要的作用。⑧肾穿刺造影:很少使用,但对排泄性尿路造影显影不佳又不宜进行逆行造影的患者,可协助弄清肾积水的程度及原因并及时引流尿液、挽救肾功能。

B 超说肾盂分离时怎么办

很多时候,B 超结果会描述为"肾盂分离,请结合临床或有进一步检查",这时应该怎么办? 我一般会询问有无症状,做体格检查,查尿常规。若患者有症状或肾区叩痛,或尿检异常,或 B 超显示中重度积水,或既往病史提示有肾积水可能,都会建议进一步检查,如排泄性尿路造影或尿路 CT 检查。若患者没有上述情况,又不愿接受 X 线辐射,或者怕麻烦不愿检查,我则建议密切随访肾脏 B 超,看肾盂分离程度有无变化。此外,鉴别正常肾盂的生理性分离与尿路梗阻的病理性分离,有时还可根据肾窦液性区是否饱满来判断,生理性肾窦液性区常呈平行带状,而病理性液性肾窦区常有饱满感,有时饱满如气球形。膀胱过度充盈和大量饮水的患者,应嘱排尿后再检查。

有肾积水时怎么治疗

肾积水治疗的目的是及时纠正积水的原因,争取肾功能最大可能的恢复。是否保留肾脏,主要取决于患肾的功能状况,如患肾已经丧失功能且有多种并发症,而对侧肾脏功能健全,则可行患肾切除术,但在切除患肾前应作慎重考虑,尽可能保留有功能的肾脏。除了通过造影、放射性核素检查判断患肾功能外,在手术中,还可根据患肾皮质的厚度(>5 mm)、从肾盂中抽出的尿液的 pH 值(pH 值<6 说明肾小管的酸化功能良好)及比重(尿比重>1.010说明患肾肾小管的浓缩功能尚好)进行判断。

炎症篇

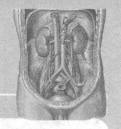

尿路感染久治不愈，可能是结核在作怪

　　2018 年的深秋，参加上海市卫健委组织的医疗援滇任务，赴云南省怒江州兰坪县人民医院，进行为期 6 个月的医疗援助。彩云之南，高山峡谷，风光壮丽，民风淳朴，但囿于交通不便，当地经济发展滞后，人民群众的健康水平仍有待提高。

　　刚到的时候，当地正进行肺结核筛查，云南省疾病预防控制中心下属的结核病医院专门派遣了两位医师参与结核病筛查工作，3 个月内对兰坪县 8 个乡镇 100 多个行政村的居民进行筛查，结果发现了不少肺结核患者，其中有些结核病灶已播散到肺外器官，这些患者先前并没有得到及时的诊治。作为一个泌尿外科医生，在兰坪县人民医院的病房里就碰到了一些泌尿系结核的患者。这些患者大多有肺结核的病史，或者有与肺结核患者密切接触史，结核杆菌在泌尿系统侵袭繁殖，造成泌尿系组织的破坏。可惜疾病没有得到及时诊治，病情发展到产生了不可逆的泌尿道病理解剖改变，造成了无法挽回的结果。记得就有一例患者，最初是因为泌尿系结石来看病的，但结果发现泌尿系结核才是主要疾病，结石是继发于结核导致的泌尿系梗阻。虽然患者接受了正规的抗结核治疗，但因为结核导致的输尿管狭窄和肾脏重度积水已无法挽回，最后被迫进行肾切除（图 5）。

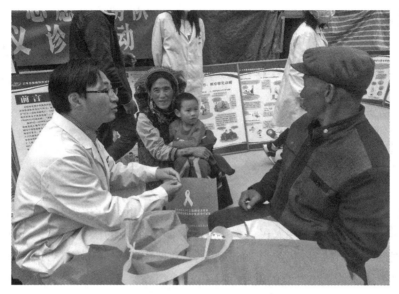

图 5　在云南省怒江州兰坪白族普米族自治县异地扶贫搬迁居民点开展义诊

回想到在上海的工作经历,即使在经济发达地区,仍能碰到泌尿系结核的患者。门诊会遇到一些反复尿路感染的患者,主诉尿频、尿急、尿痛,尿检发现有白细胞,接受抗感染治疗后,症状没有缓解,或者仅有轻度缓解,即便换用其他抗感染药物仍效果不佳,病史和检查也没发现尿路感染有何明显诱因,但经询问发现既往有肺结核史,再检查发现尿中结核杆菌阳性,最终诊断为泌尿系结核。有一例 30 多岁的男性患者,因为反复尿频、尿急、尿痛在多家医院就诊,被诊断为"慢性尿路感染"或者"慢性前列腺炎",尿中有白细胞,但抗感染治疗就是无效。和患者初次接触下来,印象是他性格比较内向,不善于表达自己,普通话也不标准,会影响和医生的有效交流。我耐心询问病情后,第 1 个考虑的是尿路感染有没有什么诱因,比如残余尿过多、糖尿病等,第 2 个考虑有没有结核的可能性,所以特地询问了有无肺结核病史。结果,患者愣了一下,说以前确有肺结核病史,但已经看好了。我建议他查尿找抗酸杆菌,结果阳性! 后来,我建议他到结核病专科门诊进一步检查和用药。数月后,患者再次来到我的门诊,向我表示感谢,因为我帮他找到了疾病的真正原因,而他先前看病这么多次还未曾有医生问他这件事。我并不是一个卓越的治疗疑难杂症的专家,我只不过没有忘记问自己一个问题:"尿路感染反复不愈有没有什么诱因?"我很庆幸这例病例没有在我手上误诊和漏诊。

可惜的是,还有一些类似的泌尿系统结核患者已被当做普通的"尿路感染"治疗多时,疾病发展产生了严重的并发症,例如膀胱挛缩、肾积水、肾功能不全,造成了无法挽回的结果。因此,久治不愈的尿路感染一定要警惕结核的可能!

罪魁祸首——结核杆菌

结核分枝杆菌简称结核杆菌,为细长略带弯曲的杆菌,大小为 $(1\sim4)\times0.4\ \mu m$。分枝杆菌的细胞壁脂质含量较高,特别是有大量分枝菌酸包围在肽聚糖层的外面。分枝杆菌一般用抗酸染色法,以 5% 苯酚复红加温染色后可以染上,若再加用亚甲蓝(美蓝)复染,则分枝杆菌呈红色,而其他细菌和背景中的物质为蓝色。结核杆菌体内含有大量类脂质,占结核杆菌干重的 40%,细胞壁内含量最多,因其富脂外壁的疏水性之故,一般的消毒剂难以渗入,因此对外界环境有异常大的抵抗力。

结核杆菌感染后的组织,显微镜下会发生淋巴细胞浸润、上皮样细胞及巨细胞集聚,典型的组织病理改变为结核结节形成、干酪样坏死、组织纤维化或钙化。泌尿系统组织的这些病理改变就会引发相应的症状,造成相应的后果。

泌尿系结核的临床表现

泌尿系统结核主要表现为进行性加重的尿频、尿急、尿痛,偶伴血尿的慢性膀胱炎症状,有时会有消瘦、乏力、午后低热、盗汗等全身症状。大多数患者在明确诊断为泌尿系统结核前都曾被按"泌尿系感染"治疗达数月乃至数年之久,各种抗生素治疗都不能奏效。肾结核典型症状往往首先不在肾脏而在膀胱,故将膀胱称为肾脏的"代言人"。少数病例因较早发生输尿管结核性梗阻,膀胱炎症状可很快消失,尿液实验室检查可无阳性发现,诊断比较困难。膀胱结核发展到晚期,结核病变从膀胱三角区逐渐蔓延到整个膀胱壁,结核结节相互融合并形成溃疡。溃疡广泛侵入膀胱肌层,使膀胱肌层发生严重的纤维化,膀胱肌肉丧失舒张能力,容量缩小,这样就造成膀胱挛缩。这时,患者会有严重的尿频、尿急、尿痛症状,甚至出现尿失禁。结核病变还会影响上尿路,造成输尿管和肾积水、肾功能不全,也会进一步播散导致生殖系统结核。

临床上不应轻易满足慢性膀胱炎的诊断,特别是对于经久不愈的尿路感染,必须进一步查寻引起慢性膀胱炎的原因,很可能就是结核。诊断需仔细询问既往病史,尿液检查有无抗酸杆菌,并借助现代影像学检查及分子生物学技术,以便早期诊断和治疗。此外,泌尿系统结核是全身结核的一部分,诊断要有整体观,不可轻易满足于泌尿系统结核的诊断,要注意全身其他器官有无结核的可能。

泌尿系统结核的药物和外科治疗

一旦诊断为泌尿系统结核,就应进行抗结核治疗,又称抗痨治疗,常用的药物有异烟肼(INH)、利福平(RFP)、链霉素(SM)、吡嗪酰胺(PZA)、对氨基水杨酸钠(PAS)、乙胺丁醇(EMB)。药物治疗应当遵循早期、足量、联合、足期和规律的用药原则。停药标准包括：①全身情况已明显改善,红细胞沉降率、体温正常；②排尿刺激症状完全消失；③反复多次尿液常规检查正常；④尿浓缩法查抗酸杆菌,长期多次检查皆属阴性；⑤排泄性尿路造影检查病灶稳定或已愈合；⑥尿液培养、动物接种阴性；⑦全身检查无其他部位结核病灶。而对一些手术干预的病例,需要采用药物与手术结合的疗法,手术方式包括切除病变组织和重建泌尿道,原则是尽量保存正常组织和恢复生理功能,如肾切除术、肾部分切除术、输尿管成形术、膀胱扩大术、输尿管膀胱再植术等。

尿路感染久治不愈的其他原因

话说回来,尿路感染久治不愈,也未必一定是结核惹的祸,因为还有其他原因或诱因导致尿路感染病程迁延、经久不愈。各种原因所致的尿路梗阻,如良性前列腺增生、尿道狭窄、膀胱颈部梗阻等造成的机械性梗阻,神经源性膀胱引起的功能性梗阻,其结果均造成膀胱内残余尿过多,细菌容易繁殖。另外,对尿路感染的治疗不彻底,症状一缓解就自行停药,尿路内有残存的细菌,一旦机体抵抗力降低或环境发生改变时即迅速繁殖,导致感染复发。因此,必须及时就医,认真寻找原因,采取有效措施,治愈尿路感染。

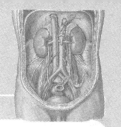

流水不腐　户枢不蠹

陈奶奶82岁了，从外院转院过来，听说因为一个小小的尿路结石差点命没了，进了重症监护室，好在最终抢救了过来。见到她的时候，精神很萎，胃口也不好，腰上插了根管子，一直通到肾脏，管子里引流出来的是尿液。陈奶奶到底得了什么病？怎么会如此严重，以致有生命危险？

原来，10天前，陈奶奶突然感觉左侧腰部疼痛，同时，还伴有左侧上腹部疼痛、恶心，大约1小时后疼痛逐渐缓解，陈奶奶觉得好了也就没有当回事。但当天晚上疼痛又开始间断发作，痛得无法入睡。第2天，又出现了发热，体温一下子升高到39℃。打电话给女儿，急忙送到医院，抽血化验、验小便、做B超，发现左侧输尿管有一枚直径约8 mm的结石，伴有左肾积水，医生考虑结石导致的疼痛，而且还伴有尿路感染，导致发热的可能性大，建议抗感染、解痉、止痛治疗。陈奶奶挂完盐水回家了，晚上稍微好一些，但是仍然浑身无力，还感觉时有腰痛。第2天，再挂水，但体温飙升至39.8℃，不降反升，这回陈奶奶精神更萎了。第3天，仍然高温，39.5℃，陈奶奶躺倒在补液室，血压100/60 mmHg，心率每分钟112次，抽血化验显示炎症指标更高，医生考虑病情加重，单纯抗感染治疗效果不够，需要经皮肾造瘘穿刺引流（也就是前面说的腰上插根管子，一直通到肾脏，引流肾脏里的尿液）。肾造瘘穿刺后，发现引流出来的尿液呈脓性，原来里面已经形成了肾积脓，并且细菌毒素入血，导致了全身性的脓毒血症，血压下降、心率上升，需要进一步严密观察，因此陈奶奶住进了重症监护室。除了定点限时的探望，家属不能进入重症监护室探望，陈奶奶饱受病痛和寂寞的折磨。好在经过精心的医治和照顾，陈奶奶逐渐好转，最终从重症监护室出来了。但是还需要继续治疗原发疾病（也就是引起尿路梗阻的输尿管结石），并取除腰部的管子，所以才有了后来我们的见面。最后，在感染得到控制的情况下，我们给陈奶奶做了输尿管镜下激光碎石术，打通了输尿管梗阻的部位，陈奶奶术后病情稳定，术后也拔除了肾造瘘管，顺利出院了。

陈奶奶的最终诊断是输尿管结石、肾积脓和尿源性脓毒血症。由于输尿管结石造成了梗阻，梗阻导致尿液往下排泄不畅，滞留在肾脏，积聚的尿液中又因为细菌导致感染，形成脓性尿液。脓性尿液排泄不出，肾盂内压力增高，细菌及其毒素入血，最终导致脓毒血症，不及时干预的话可以引起休克和多器官衰竭。因此，泌尿系统结石合并的感染也可以很严重。

结石为什么会引起感染？

俗话说："流水不腐，户枢不蠹"。尿路结石患者可以合并尿路感染，这主要是由于尿路结石导致泌尿道梗阻，使尿液淤滞，容易并发感染。结石作为人体内的异物会促进感染的发生，使病菌易于侵入和繁殖，而感染又可加速结石的增长，结石和感染两者相互促进。因此，在结石未被去除前，感染往往不易控制。肾积水伴感染若得不到有效控制，会逐渐加重，到一定严重的程度就会形成肾积脓。

肾积脓的诊断

输尿管结石导致的肾积脓患者，除了有输尿管结石导致的腰部或腹部疼痛、恶心呕吐、大汗淋漓外，还会出现发热，尤其是持续性的高热，经一般的抗感染治疗无效。输尿管结石合并感染，可使输尿管扩张并在管腔内形成脓性尿液，感染向上延伸至肾脏，当肾内发生急性严重感染时，就会出现发热、寒战。实验室检查可发现患者的血液中性粒细胞、C反应蛋白升高，尿白细胞阳性。B超可能发现肾积水伴集合系统内不均匀回声。因此，有结石的病史或诊断，结合患者持续高热、抗感染治疗无效的情况，以及血尿化验的结果，就需要警惕肾积脓的可能。当然，肾积脓的诊断手段目前泌尿外科界还在深入研究，例如磁共振弥散加权成像。

引流——肾积脓处理的关键

在确定或高度怀疑输尿管结石导致肾积脓后，通常可采用内引流或外引流来处理。内引流就是通过尿道在输尿管内置入输尿管支架管引流尿液，体外看不见；外引流就是在腰部经皮穿刺作一通道，置入引流管，将尿液引流出体外，专业上称经皮肾穿刺造瘘术。由于结石导致梗阻，内引流置管不一定成功，置管失败时可行经皮肾穿刺造瘘术。当然，在原发疾病处理后，肾造瘘管可以拔除。但原发疾病的手术处理，必须在感染得到有效控制后才能进行，否则容易出现感染类的手术并发症。陈奶奶在控制尿路感染后，成功施行输尿管结石钬激光碎石，并最后将肾造瘘管拔除。

重视肾积脓和脓毒血症

泌尿系统结石合并感染导致的肾积脓、脓毒血症是非常严重的。一旦发现有肾积脓的可疑症状,应立即上医院检查,配合医生治疗,否则延误治疗,会带来严重的后果。目前泌尿外科界也反复强调警惕尿源性脓毒血症的重要性,每年都有因为感染控制不佳而贸然开展手术导致患者发生尿源性脓毒血症甚至死亡的案例,需要注重围术期抗感染治疗,把握手术时机,减少手术时间,降低术中肾盂内压力等。

区别不同程度的尿路感染

当然,输尿管结石合并的尿路感染,不一定都会产生肾积脓。因此,也需要对不同程度的尿路感染区别对待,没有必要见到感染就害怕。对于没有导致上述脓毒血症的患者,仅需要合理使用抗感染药物、去除结石病因、随访复查尿检即可。

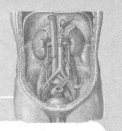

慢性前列腺炎辟谣

我在门诊也会碰到不少慢性前列腺炎患者,相当一部分患者在正规治疗之后症状能够缓解或消失,但也会碰到一些治疗无效的患者,他们往往尝试了多种药物,甚至因为长期用药产生了明显的不良反应,症状还是迁延不愈。记得有位患者来看病的时候,我问他吃过什么药,他从包里掏出一大把药盒,其中有我们常用的氟喹诺酮类、大环内酯类、磺胺类、头孢菌素类,也有各种各样的中成药。对于同一类药,他还尝试了多个不同的品种,但症状就是没有消失,而且长期服用药物尤其是抗感染药物之后,现在他的胃非常不舒服。我理解患者长期存在症状的痛苦。慢性前列腺炎虽然不会致命,但是如果长期尿频、尿急,老是要上厕所,工作和生活会不方便;如果长期有会阴部的疼痛,也会影响工作和生活,甚至有的人说他不能坐,坐的时间一长会阴部疼痛就会加重。

还遇到一些慢性前列腺炎患者,他们除主诉症状之外,还有各种各样的担忧,会问我一些问题,比如"前列腺炎是不是不治之症啊""听说前列腺炎会导致不育,是真的吗""前列腺炎会影响性功能的吧""医生,前列腺炎会不会传染哪"等。各种担忧,加上慢性前列腺炎引起的各种不适影响患者的生活质量,使人情绪低落缺乏信心,因此有小部分患者出现焦虑和抑郁的精神症状。个别患者精神症状十分严重,甚至痛不欲生,一方面对医生提出的治疗措施表示怀疑,另一方面却四处奔波,不惜重金,寻医求药,甚至提出手术治疗。

慢性前列腺炎由于其症状的复杂性,分类的多样性,发病机制尚未彻底阐明,部分患者疗效不佳,有人对其谈虎色变,认为难以治愈,甚至说它是"不治之症",加之网上一些不实的信息,社会上不少人对慢性前列腺炎的认识有着一些误解。但是,慢性前列腺炎是可以被治疗的疾病,通过正确治疗可以解除大部分的不适症状。必须指出,一些关于它的谣传是没有科学依据的。下文讲述慢性前列腺炎的复杂性、治疗方法的个体化,并就一些有关前列腺炎的不实言论进行辟谣。

症状的复杂性

慢性前列腺炎的症状比较复杂,每个人的临床表现可不相同,主诉有以下一种或几种症状者,可考虑有慢性前列腺炎的可能。①下尿路症候群:尿频、尿急、尿痛,尿道内不适或灼热感,尿线分叉、排尿等待;②前列腺溢液:晨起或排尿终末时尿道口有白色分泌物,即滴白;③疼痛:阴部、肛周、耻骨上、腹股沟、下腹部、腰骶部、阴囊、睾丸及尿道内有不适感或隐痛;④全身症状:疲倦乏力、腰酸背痛等;⑤性功能障碍:有些患者出现射精后疼痛、血精、阳痿、早泄、性欲减退等;⑥精神症状:焦虑、抑郁等,但具有精神症状和精神病是两回事。

分类的多样性

由于前列腺炎的临床表现形式繁多,病因复杂且尚未明确,所以给前列腺炎的分类也带来了困难。1995年,美国国立卫生研究院(NIH)对前列腺炎制定了新的分类标准,将前列腺炎划分为:Ⅰ型前列腺炎(急性细菌性前列腺炎,ABP)、Ⅱ型前列腺炎(慢性细菌性前列腺炎,CBP)、Ⅲ型前列腺炎(慢性非细菌性前列腺炎/慢性骨盆疼痛综合征,CP/CPPS)和Ⅳ型前列腺炎(无症状的炎症性前列腺炎,AIP)。其中Ⅲ型前列腺炎(CP/CPPS)又进一步区分为ⅢA型(炎症性慢性骨盆疼痛综合征,又称为慢性非细菌性前列腺炎)和ⅢB型(非炎症性慢性骨盆疼痛综合征,又称为前列腺痛)。究竟属于哪一种类型的前列腺炎,需要依据病史和检查进行专业判断(表2)。

表2 美国国立卫生研究院(NIH)前列腺炎分类

类型	特征
Ⅰ 急性细菌性前列腺炎(ABP)	急性前列腺感染
Ⅱ 慢性细菌性前列腺炎(CBP)	反复发作的细菌性前列腺感染
Ⅲ 慢性非细菌性前列腺炎或慢性骨盆疼痛综合征(CP/CPPS)	前列腺没有明显细菌性感染
ⅢA 炎症型 CPPS	前列腺液白细胞阳性
ⅢB 非炎症型 CPPS	前列腺液白细胞阴性
Ⅳ 无症状炎症性前列腺炎(AIP)	无前列腺炎临床表现,但前列腺液白细胞阳性

发病机制的不明性

慢性前列腺炎是青壮年男性的常见疾病,病因十分复杂,尽管对其发病机制有了相当程度的认识,但还没有彻底得到阐明。关于慢性前列腺炎的发病机制,至今有细菌感染、尿液反流、免疫反应、交感神经紊乱等数种理论。目前认为慢性前列腺炎可能是由于前列腺及其周围器官、肌肉和神经的原发性或继发性疾病,甚至在这些疾病已经治愈或彻底根除后,它们所造成的损害与病理改变仍然在独立地持续起作用,其病因的中心可能是感染、炎症和异常的盆底神经肌肉活动的共同作用。因此不能片面地强调某一因素的作用,前列腺炎往往是多种因素通过不同的机制共同作用的结果,其中可能有一种或几种起关键作用。

治疗方法的个体化

慢性前列腺炎的治疗方法众多,包括中医和西医、全身和局部、内服和外用疗法,但任何一种方法都不是万能的,需要根据患者的具体情况给予个体化治疗方案。供选择的治疗方案包括抗感染药物、α受体阻滞剂、M受体阻滞剂、非甾体类抗炎药、植物类药物、三环类抗抑郁药、物理治疗、心理治疗等。抗感染药物适用于有病原体如细菌、衣原体、支原体感染时,α受体阻滞剂用于缓解排尿困难的症状,M受体阻滞剂用于缓解尿频尿急,非甾体类抗炎药可以缓解疼痛,三环类抗抑郁药等则用于有精神症状的患者,物理治疗有温水坐浴、前列腺按摩、微波热疗等。每位患者的主要症状不同,对于具体的患者来说,应该详细分析患者的病史特点、临床症状、体格检查、化验分析、以往治疗经过等,采取个体化的治疗策略。

谣言1:前列腺炎好发于老年人,青年人不会得

前列腺炎好发于青年人,前列腺增生好发于老年人。在一般人的印象中,一提起前列腺疾病,就以为只发生于老年人。其实,那只是对良性前列腺增生和前列腺癌而言。前列腺炎最常见于50

岁以下的男性,约占泌尿外科门诊患者的8％,世界上每年约有800万前列腺炎患者,2％～10％的成年男性有前列腺炎的症状。尽管如此,也并不是说前列腺炎就只发生于中青年男性,有些老年男性也会得前列腺炎。

谣言2：前列腺炎会传染

绝大多数的前列腺炎不传染。有些前列腺炎患者曾提出这样的问题:前列腺炎是不是性病? 前列腺炎会不会传染给自己的妻子? 甚至有些患者因为害怕将疾病传染给妻子而对性生活顾虑重重。应当说,绝大多数患者的前列腺炎与性病是没有关系的。对于大多数的细菌性前列腺炎和非细菌性前列腺炎患者来说,由于女性阴道内有较强的抵抗非特异性细菌感染的能力,所以根本不用担心会把细菌传染给自己的妻子。只有一小部分曾患性传播疾病(如淋病)的患者,经过正规治疗后仍有排尿不适、会阴部坠胀等症状,要考虑到性病后前列腺炎(如淋菌性前列腺炎)的可能,这类前列腺炎可能会通过性生活传给女方,应注意预防或性伴侣同时服药治疗。

谣言3：前列腺炎是不治之症

绝大部分的前列腺炎可以治愈或控制。很多人都听说慢性前列腺炎这个病很难治,因此得了慢性前列腺炎后就十分担心这个病治不好,个别患者甚至惶惶然不可终日,认为自己得了不治之症。诚然,有一部分慢性前列腺炎患者的确比较难治,其中有前述疾病复杂性的原因,但也有未能正规治疗、心理负担过重、未能纠正病因(如饮酒、憋尿、久坐)等可以避免的原因。其实,慢性前列腺炎患者只要充分认识以上问题,与医生密切配合,努力消除这些不利因素,寻找自己慢性前列腺炎"经久不愈"的原因,"有的放矢"地接受治疗,就能提高慢性前列腺炎治疗的效果。对于难以完全消除症状的慢性前列腺炎患者,我在门诊时会告知治疗目标不是治愈,而是最大限度缓解症状,克服功能障碍,不影响工作和生活。

谣言4:前列腺炎导致阳痿

前列腺部位的炎症对掌控阴茎勃起的性神经没有不良影响。这类患者的性功能减退更多的是由于长期的肉体与精神症状带来的心理压力,产生抑郁和焦虑。特别是不了解该病性质的患者常会认为自己的性功能有问题,久而久之可造成性欲减退,发生性功能障碍。还有一部分患者由于性兴奋时前列腺充血使局部疼痛加重,并产生射精痛和早泄而影响性欲。不过,前列腺炎症会造成性敏感从而导致早泄。总之,慢性前列腺炎会对勃起功能有一定影响,但主要是与精神因素有关。

谣言5:前列腺炎导致不育

慢性前列腺炎对男性生育的影响很有限。关于慢性前列腺炎与不育的关系,一份对534例慢性前列腺炎患者的调查发现,精液液化问题达22.7%,但对精液质量、pH值、精子密度及活动度影响不大。事实上,因为慢性前列腺炎而导致不育的只有少数人。有些人尽管前列腺炎的症状很严重,却仍然可以生育。这说明慢性前列腺炎只在一定程度上影响生育能力,大多数情况下还没有达到导致不育的程度。

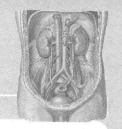

一种特殊类型的"膀胱炎"

有一年，舅妈得了尿路感染，而且老是反复发作，似乎不能治愈。经常出现这样的情况，舅妈在医院接受抗感染补液之后，尿频、尿急、尿痛的症状得到缓解，但是过不了多久，相同的情况又来了，又得跑医院。这样，舅妈就在家、医院的两点一线间反复折腾。

尿路感染久治不愈，需要查找原因。在医生查找原因的时候，B超检查发现膀胱三角区有小的可疑病灶。进一步做了膀胱镜检查，发现膀胱三角区有散在的滤泡状新生物，病理活检显示为腺性膀胱炎。因为我是泌尿外科医生，所以舅妈来找我了，她知道腺性膀胱炎是一种癌前期病变，不及时治疗可能会变成膀胱肿瘤。

舅妈住进了我们的泌尿外科病房，完善术前检查的同时，拟定了手术方案，行经尿道电切手术，就是经由尿道用特殊的手术器械把腺性膀胱炎病灶切除。一切准备就绪，王文章主任医师给她做了电切手术。术中发现这些病灶看上去像一个个滤泡，主要分布于膀胱的三角区，会刺激膀胱三角区黏膜下的神经，从而引起膀胱逼尿肌收缩，所以这样的患者就会有反复尿频尿急。有的时候会伴有细菌感染，所以患者出现尿痛，尿液化验发现白细胞。手术要做的就是把这些滤泡状病灶连同病灶区域的膀胱黏膜一并切除掉。由于传统认为腺性膀胱炎是一种膀胱癌的癌前期病变，所以在治疗方法中也会使用预防膀胱癌复发的办法,就是膀胱灌注化疗(通过导尿管把化疗药物注入膀胱,保留一段时间后再排出),所以舅妈在手术康复之后又进行了定期的膀胱灌注化疗。

腺性膀胱炎是一种非常特殊的膀胱炎。它到底特殊在哪里?为什么会变成肿瘤?到底应该如何治疗呢?

膀胱黏膜的腺样增生

腺性膀胱炎是膀胱的一种黏膜增殖性改变。正常膀胱黏膜的增殖性病变最初表现为 von Brunn 细胞巢,即正常的膀胱尿路上皮细胞呈巢状深入黏膜下层,细胞生长呈团状,内部并无空隙,早年有学者称之为增殖性膀胱炎。随着反应性刺激的持续存在或增强,细胞巢内可出现间隙,内腔覆盖多层柱状或长柱状上皮细胞而成为腺样增生,亦称之为腺性膀胱炎。

腺性膀胱炎好发于膀胱三角区、膀胱颈部及输尿管口周围,如果采用特殊器械(我们称为膀胱镜)进入膀胱观察,可以看到病变根据形态可分为如下。①滤泡样水肿型:表现为片状浸润型的滤泡状水肿隆起或绒毛样增生,临床以此型为常见;②乳头状瘤样型:表现为带蒂的乳头状物,黏膜充血、水肿,容易误诊为乳头状瘤;③慢性炎症型:表现为局部黏膜粗糙,血管纹理增多;④黏膜无显著改变型:黏膜大致正常,随机活检时发现,此型较易漏诊。其中,第 1 种滤泡样水肿型是比较常见的类型。

一种癌前期病变

腺性膀胱炎的发病机制还不明确,目前公认的病因有 2 种。①胚胎残余的发展:因膀胱和直肠均来源于原始的泄殖腔,当直肠从尿生殖膈分离时,可能有异位胚胎残余遗留,转化为腺性成分,导致腺性膀胱炎。②尿路上皮化生:当膀胱尿路上皮受慢性刺激后,其基底细胞呈灶性增生形成细胞巢,并向固有层生长成为 von Brunn 细胞巢,进而其中心部位退化形成囊腔,成为囊性膀胱炎,最后腔内柱状上皮形成,即成为腺性膀胱炎。

自 20 世纪 50 年代初,就有学者观察到腺性膀胱炎癌变的个案报道,也正是因为这个原因,国际上多家医疗中心建议将腺性膀胱炎作为癌前病变,并推荐进行定期活检随访。直至发现了肠上皮化生的现象,人们才确切发现了这类增殖性病变恶变的证据。炎症→黏膜增殖性病变→肠上皮化生→腺癌的关系目前已逐渐在国际上形成共识。

腺性膀胱炎的临床诊断

腺性膀胱炎的诊断主要根据临床表现、影像学检查及膀胱镜检查,确诊则靠病理学检查。腺性膀胱炎的症状无特异性,主要表现为尿频、尿急、尿痛,下腹部及会阴部疼痛,少数患者有肉眼血尿,部分患者尿液中有黏液。尿液化验可发现白细胞或脓细胞、红细胞和蛋白。B 超检查表现为膀胱壁增厚或膀胱内占位性病变,检出率达 80% 左右,但由于腺性膀胱炎与膀胱肿瘤在 B 超声像图上均表现为膀胱隆起性病变或增厚,所以二者不易鉴别。膀胱镜检查时可见病变大多数位于膀胱三角区、颈部,与膀胱癌不同,腺性膀胱炎的乳头状物表面光滑,几乎无血管长入,不呈浸润性生长。膀胱镜下活检行组织病理学检查有助于确诊。综上所述,腺性膀胱炎的临床表现缺乏特异性,当出现尿频、尿急、耻骨上疼痛或血尿时,应行 B 超检查,当发现膀胱内可疑占位性病变时,要行膀胱镜下活检,这是确诊腺性膀胱炎的依据。

腺性膀胱炎的治疗方法

　　腺性膀胱炎的治疗首先应消除感染、梗阻及结石等慢性刺激因素，然后根据病变类型、部位及范围等采取相应的治疗。治疗方法如下。①去除诱发因素：首先找到并去除刺激膀胱的因素，如膀胱结石、膀胱颈部梗阻等。②药物治疗：抗感染治疗、α受体阻滞剂、M受体阻滞剂等。③手术治疗：大多选用腔内手术，即电切、电灼、气化、激光等方法，手术关键是切除全部病变黏膜，并有足够的深度和广度。④腔内化疗：部分腺性膀胱炎病例可发展为腺癌，因此采用丝裂霉素、羟喜树碱等行膀胱灌注化疗。⑤长期随访：定期进行膀胱镜检。由于腺性膀胱炎有发展为腺癌的可能，因此以前多主张采取类似膀胱肿瘤的治疗方案，如经尿道电切、术后膀胱灌注化疗等，尤其适用于病变严重者，可切除病灶，明显缓解症状，预防肿瘤发生。

腺性膀胱炎治疗新观点

　　上面提到腺性膀胱炎的手术治疗和化疗。那么，这些治疗都是正确的吗？都是必须的吗？其实，目前关于腺性膀胱炎的处理，学术界有不同意见。有些学者认为应该采取腔内电切手术＋膀胱灌注的治疗方式，有些学者认为不需要手术处理，只需要单纯的药物对症处理就可，手术有过度治疗之嫌。那么，腺性膀胱炎到底要如何进行治疗？

　　有研究通过近1 000例腺性膀胱炎患者的随访，发现腺性膀胱炎有着两种截然不同的转归：恶变和长期静止不变。研究人员认为，腺性膀胱炎是一种慢性疾患，在某一个时期可能是静止的，对于慢性炎症型和黏膜无显著改变型,不主张手术,可采取药物治疗缓解症状,但需要定期进行膀胱镜检,可行膀胱灌注免疫调节剂治疗。而滤泡颗粒样水肿型和乳头状瘤样型有恶变趋势,应积极治疗,建议行腔内电切手术,切除范围应超过病变部位 1 cm,深度达肌层浅面,术后行膀胱灌注,不推荐化疗药物,建议用免疫调节剂,期限为 1～2 年,并定期随访膀胱镜。

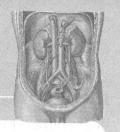

获得性免疫缺陷综合征

2018 年的深秋，我去云南省怒江州参加援滇医疗工作。在去之前我就了解到，云南地处祖国西南边陲，由于静脉吸毒、血液传播等原因，云南有不少的艾滋病患者，艾滋病的防控形势比较严峻，每年新发的病例为数不少。

我在云南开展医疗帮扶工作的第 1 周，就碰到了一位艾滋病患者。这例患者是一位 40 多岁的男性，有高热、咳嗽、咳痰，同时还有一侧阴囊的疼痛和肿大，没有尿频、尿痛。当时诊治这位患者的门诊医生考虑急性附睾炎的可能，将这位患者收住入院，给予抗感染治疗。奇怪的是，患者的体温有时非常高，超过 40℃，而阴囊皮肤红肿却不明显，查体只发现附睾轻度增大，触痛也不明显。因为患者已经住院，还有咳嗽和咳痰的症状，做了胸片检查，结果发现有肺部渗出影，进一步做了 CT 检查，证实有肺部的大面积感染。医院外二科的刘医生，非常有经验，在查房的时候看到 CT 片后，就和我说需要特别关注这个患者感染性疾病筛查的结果。果不其然，患者血液检查 HIV 抗体呈阳性，进一步复查，证实了首次检查结果的准确性，后来这个患者转到传染科进一步治疗。这位患者正值壮年，而青壮年的肺部大面积感染少见，后来的检测结果证实，这是一种条件致病菌导致的肺部感染，在正常人群中少见，但却常见于艾滋病患者,因为这些患者身体内的 T 淋巴细胞受到破坏,导致免疫力下降,容易感染各种病原体和罹患肿瘤。

　　在上海行医的这十几年中,偶尔也会碰到艾滋病患者,有的患者不知道自己得病,有的患者知道但却因为各种各样的原因隐瞒,即使是这样,目前医院常规的入院检查会包含感染性疾病筛查,其中就有 HIV 抗体检测,而检测结果是无法隐瞒的。这些患者大多会转到上海市公共卫生中心进一步诊治和随访。医学的发展,使治疗和控制艾滋病的手段更有效,但众所周知,目前艾滋病还没有治愈的办法,晚期艾滋病病死率很高。一旦感染艾滋病病毒,就没有挽回的余地,真是"艾"你没商量。因此,了解艾滋病是什么、如何传播以及如何预防就显得非常重要。

艾滋病是个音译词

　　艾滋病全称为获得性免疫缺陷综合征(acquired immuno-deficiency syndrome),英文缩写为 AIDS,按英语发音译成中文即为"艾滋"。1981 年 6 月 5 日,美国疾病预防控制中心在《发病率与死亡率周刊》上登载了 5 例艾滋病患者的病例报告,这是世界上第 1 次关于这种疾病的正式记载。1982 年,这种疾病被命名为"艾滋病"。不久以后,艾滋病迅速蔓延至各大洲。研究发现,艾滋病由人类免疫缺陷病毒(human immuno-deficiency virus, HIV)引起,这是一种能攻击人体免疫系统的病毒,它的主要攻击目标是人体免疫系统中重要的 CD4$^+$T 淋巴细胞,大量破坏该细胞,使人体丧失免疫功能,因而易于感染各种病原体,并发生恶性肿瘤,导致病死率较高。

CD4$^+$ T 淋巴细胞

要想知道 HIV 病毒是如何使人类患上艾滋病,需要首先了解人体的微型卫士之一——CD4$^+$ T 淋巴细胞。T 淋巴细胞是白细胞的一种,在人类的免疫系统中扮演着很重要的角色。人体内有 2 种主要的 T 细胞,其中一种称为 CD4$^+$ T 细胞,在其表面存在着 CD4 抗原簇。这些 CD4$^+$ T 细胞又称为免疫系统的"辅助手",能指挥身体对抗病原微生物和肿瘤细胞。由于 HIV 的攻击对象正是 CD4$^+$ T 细胞,因此 CD4$^+$ T 细胞计数能够直接反映人体的免疫功能,是显示 HIV 感染患者免疫系统损害状况最明确的指标。正常成人的 CD4$^+$ T 细胞为 500～1600 个/mm^3,HIV 感染者的 CD4$^+$ T 细胞可能会出现进行性或不规则性下降,提示感染者的免疫系统受到了严重损害,当 CD4$^+$ T 细胞＜200 个/mm^3 时就可能会发生多种严重的机会性感染或肿瘤。目前规定 HIV 感染者的 CD4$^+$ T 细胞记数水平＜500 个/mm^3 时就可以开始治疗。

HIV 病毒定向破坏 CD4$^+$ T 细胞

HIV 病毒的攻击目标是人体免疫系统中重要的 CD4$^+$ T 淋巴细胞,大量破坏该细胞,使人体丧失免疫功能。HIV 病毒会附着在 CD4$^+$ T 细胞上,使得病毒进入细胞并感染它。当一个人被 HIV 病毒感染时,病毒便在感染者免疫系统内制造更多的病毒细胞,把它变成制造 HIV 病毒的工厂。HIV 病毒不断复制,CD4$^+$ T 细胞会被破坏殆尽。免疫系统会再制造新的 CD4$^+$ T 细胞替代死亡的细胞,但是新制造出的 CD4$^+$ T 细胞仍免不了被 HIV 病毒感染。即使感染 HIV 病毒者自我感觉身体良好,没有任何症状,但可能

已有上亿的 $CD4^+T$ 细胞被破坏。$CD4^+T$ 细胞是非常重要的免疫细胞,感染者一旦失去大量 $CD4^+T$ 细胞,就可能出现严重的机会性感染或肿瘤。

病程的3个时期

人体感染 HIV 病毒后,最开始的数年至 10 余年可无任何临床表现,一旦发展到艾滋病期,患者就出现各种临床表现。病程分为3个时期。

1. **急性期** 通常发生在初次感染 HIV 后 2～4 周,临床主要表现为发热、咽痛、盗汗、恶心、呕吐、腹泻、皮疹、关节痛、淋巴结大及神经系统症状。多数患者临床症状轻微,持续 1～3 周后缓解。此期在血液中可检出 HIV-RNA,而 HIV 抗体则在感染后数周才出现。$CD4^+T$ 细胞计数一过性减少,CD4/CD8 比例可倒置。

2. **无症状期** 可从急性期进入此期,或无明显的急性期症状而直接进入此期。此期持续时间一般为 6～8 年,但也有快速进展和长期不进展者。此期的长短与感染病毒的数量、途径、机体免疫状况等多种因素有关。

3. **艾滋病期** 为感染 HIV 后的最终阶段。患者 $CD4^+T$ 细胞计数明显下降,多<200 个/mm^3,HIV 血浆病毒载量明显升高。此期主要临床表现为各种机会性感染和肿瘤。皮肤、黏膜可出现白念珠菌感染、单纯疱疹、带状疱疹等,以后渐渐侵犯内脏器官。侵犯肺部时可出现胸痛、咳嗽、呼吸困难,侵犯消化道可引起腹泻、便血、肝脾肿大等。后期常发生恶性肿瘤,导致机体消耗而死亡。但该期临床症状复杂多变,每个患者并非上述所有症状全都出现。

最大限度和持久性降低病毒负荷

虽然全世界众多医学研究人员付出了巨大努力,但至今尚未研制出根治艾滋病的特效药物,也还没有可用于预防的有效疫苗。目前艾滋病的治疗目标是最大限度和持久地降低病毒负荷,获得免疫功能重建和维持免疫功能,提高生活质量,以及降低 HIV 相关的死亡率。艾滋病的治疗强调综合治疗,包括一般治疗、抗病毒治疗、恢复或改善免疫功能的治疗及机会性感染和恶性肿瘤的治疗。对 HIV 感染者无须隔离治疗,无症状 HIV 感染者仍可保持正常的工作和生活,但应根据具体病情进行抗病毒治疗,并密切监测病情变化。对已发展至艾滋病期的患者,应根据病情作相应处理。抗病毒治疗是艾滋病治疗的关键,高效抗反转录病毒联合疗法的应用,大大提高了抗 HIV 的疗效,显著改善了 HIV 感染患者的生活质量和预后。

预防是关键,斩断传播途径

艾滋病重在预防,了解其传播途径,就等于知道了艾滋病的预防办法。艾滋病的传播途径包括如下。

1. **性传播**　一个人可以通过与另一个人的性交行为而感染上 HIV 病毒,包括异性间和同性间的性接触传播。

2. **母婴传播**　感染 HIV 病毒的妇女可通过妊娠、分娩和哺乳将病毒传染给婴幼儿。

3. **血液传播**　静脉注射毒品的人共用未经消毒的注射器;输入或注入被 HIV 病毒感染的血液或血液制品;使用被 HIV 病毒污染而又未经消毒的注射器和针灸针、其他可刺破皮肤的医疗器械如口腔科器械、接生器械、外科手术器械等。

4. 其他可能引起血液传播的途径　理发、美容、文身、穿耳、修脚等用的刀具、针具不消毒；与其他人共用刮脸刀、电动剃须刀、牙刷；外伤和引起流血的打架斗殴；救护流血的伤病员时，救护者有破损的皮肤接触伤员的血液。

预防艾滋病，应注意不要借用或共用牙刷、剃须刀、刮脸刀等个人用品，不要擅自使用血制品和沾有别人血液的注射器，避免直接与艾滋病患者的血液、精液、乳汁和尿液接触，使用安全套是性生活中最有效的预防艾滋病的措施之一。

男性这个部位感染莫轻视

丁大爷今年 75 岁,平素身体健康,但前两天到医院看病,挂了泌尿外科。他跟医生说外生殖器部位有些不舒服,有轻微疼痛的感觉,并且还有少量分泌物从包皮口流出。医生给丁大爷进行体格检查,发现外生殖器的头端可以摸到一个肿块,质地比较硬,边界不是很清楚,压痛也不明显。由于丁大爷平时有包茎,包皮无法翻起,所以里面的肿块也没有办法看到。但是,主诊医生觉得,肿块的性质不清楚,不能排除肿瘤的可能,建议他立即住院进一步诊治。刚开始,丁大爷还不是很愿意,后来在家人的劝说下,同意住院检查。主要的检查项目是肿块活检,需要切开包皮,暴露可疑的肿块,然后再取少量组织送病理科检查。肿块活检后传来的是坏消息,丁大爷被诊断患了阴茎癌,必须接受手术治疗。丁大爷平时挺注意卫生和保健,怎么也想不到自己会得这样的病。他回想起来,以往时有发生外生殖器瘙痒的状况,但会自行好转,他也没有在意,觉得不要紧,没有去医院看。其实,这正是他罹患阴茎肿瘤的病因——包茎造成的反复性包皮阴茎头炎。由于包皮过长,细菌容易滋生感染,发生感染性炎症后又未及时治疗,反复多次发作,以至慢性的炎症刺激导致了肿瘤的发生。好在丁大爷的病情被发现还算是及时,后来他接受了肿瘤切除术,目前随访情况良好。

可不是每位患者都是这样。当我还是主治医生的时候,在病房里主管过一位患者,在我印象里,他是一个心地善良、脾气非常好的老人。他的爱人前两年罹患乳腺癌,一直是他在照顾,家里所有的活都是他包干的。后来爱人病情康复稳定,子女也有了自己的事业,是该轮到他晚年享享清福的时候了,因为年轻时的生活不易,吃了很多苦。可惜,他也是因为同样的疾病住进了泌尿外科病房。但不同的是,他自己发现阴茎肿块后没有马上看病,又拖了一段时间,直到右侧腹股沟区域逐渐出现一个肿块才来医院。给他进行体格检查的时候,我发现肿块很大,直径大约有 5 cm,质地比较硬,而且非常固定,难以推动。通过阴茎肿块和腹股沟区域肿块的活检,证实这是阴茎癌伴腹股沟淋巴结转移,而且阴茎局部的肿瘤侵犯了尿道。情况不好,这是一例比较晚期的阴茎癌。当时制定的治疗方案是先行阴茎全切,由于腹股沟肿块太大,决定首先行放疗,待肿块缩小之后再行腹股沟淋巴结清扫。患者做了阴茎全切的手术后,切口出现感染一直没有愈合,我每天给他换药,后续的放疗也因伤口没有愈合而迟迟不能进行,手术之后又在泌尿外科病房住了 3 周多。后来这个患者转到了放疗科,还没有等到开始放疗的时候,腹股沟肿块出现了破溃合并感染。我去给患者处理伤口的时候,因为创腔合并细菌感染,有非常强烈的腐臭味道,患者大多时间只能躺在床上,生活质量也非常低。随后患者又出现了肿瘤的肺部转移,最终只再活了 1 个月。

阴茎肿瘤的危险因素中,包皮过长导致的反复包皮阴茎头炎是一个重要的原因,可很多人却往往忽视它,不及时治疗。为了避免再次发生类似悲剧,需要引起男性朋友的重视。

包皮过长和包茎

　　包皮过长是指过长的包皮将龟头完全包裹，致使尿道外口不显露，但包皮仍能上翻，上翻后可以显露冠状沟和尿道外口。而包茎是指包皮过长者的包皮外口过小，以致包皮不能上翻。包皮过长和包茎是先天性的，新生儿和婴幼儿的包皮与龟头常被上皮粘连，以后随着生长发育，上皮粘连逐渐被吸收，包皮即与龟头自行分开，一部分人包皮过长会自行消失，仍有相当一部分成年人一直存在包皮过长甚至包茎。

反复感染导致肿瘤

　　由于包皮将龟头包裹，龟头和冠状沟的分泌物不能及时清除，积存于包皮下，刺激包皮和龟头，可引发包皮阴茎头炎。急性感染时阴茎头和包皮充血水肿，严重时可出现糜烂溃疡，局部有瘙痒或疼痛感。反复发作的炎症会导致肿瘤发生，因为炎症刺激是肿瘤细胞产生的原因之一，丁大爷就是因为反复的包皮阴茎头炎诱发的阴茎癌。包皮过长还有其他危害，例如反复的炎症可能引起尿道外口狭窄，导致排尿困难，如发生在老年男性，若不做检查则可能会误认为是前列腺增生症引起的尿潴留。若过长的包皮被强行上翻而又未及时复位，狭小的包皮口紧箍在阴茎冠状沟上方，会引起远端包皮和阴茎头组织淤血水肿，即包皮嵌顿。

阴茎癌的临床表现

　　阴茎癌早期可表现为小结节、小溃疡、乳头状疣块、红斑、白斑等,患者多无明显自觉症状,少数患者有轻度不适、刺痒、疼痛感。早期病变如得不到处理,病情逐渐发展,肿块增大或溃疡扩大、加深,边缘可露出包皮外口,扪及阴茎头增大、变硬、形态失常,或触及边界不清之肿块,包皮内、外板浸润固定。若肿瘤穿破包皮,则出现菜花状、乳头状、蕈状瘤块或癌性溃疡,伴有恶臭味分泌物等。病程晚期,肿瘤可浸润阴茎大部或全部,甚至阴囊、阴囊内容物及耻骨前区组织也被浸润,出现巨大癌性肿块。阴茎癌可出现腹股沟淋巴结转移,查体可摸到腹股沟淋巴结大、质地硬、固定、无压痛,也有继发于阴茎部病变感染所致的淋巴结炎性肿大,扪之质地较软,有压痛。

不要漏诊阴茎癌

典型的阴茎癌患者,通过临床检查,诊断并不困难,但常因伴有包茎或未及时就医,容易延误诊断。如果龟头或包皮存在溃疡或肿块,性质不能明确时,应行组织活检。腹股沟淋巴结可行 B 超检查明确有无肿大,若抗感染治疗后肿大淋巴结不缩小或扪及质硬固定,要行腹股沟淋巴结活检。

阴茎癌的治疗方法

目前的治疗方法包括手术、放疗、化疗等。手术包括肿块切除术、阴茎部分切除术、阴茎全切术＋会阴部尿道重建、腹股沟淋巴结清扫术等。手术应遵循既要根治肿瘤又要尽量保持性功能和排尿功能的原则,这对年轻患者尤为重要。由于阴茎癌80％～90％为鳞状细胞癌,组织学分级85％以上为分化良好的Ⅰ～Ⅱ级,肿瘤转移主要为淋巴转移,发生较晚,加之目前阴茎癌的治疗措施趋向成熟，因此，与其他恶性肿瘤相比，阴茎癌的预后较好，经过合理治疗后 5 年、10 年生存率较高，对阴茎癌的治疗应持积极乐观的态度。

重在预防——包皮环切术

包皮环切术可以预防阴茎癌，尤其是对包皮过长伴有反复包皮阴茎头炎的患者。临床上有多种包皮环切手术方法，如常规手术切除、激光切除、使用包皮环切器等。术前要清洗局部，清除包皮垢。术后一般口服抗生素 2～3 天预防感染，可口服少量雌激素减少阴茎勃起，预防切口裂开。儿童有可能出现术后首次排尿疼痛甚至因此拒绝排尿，可酌情应用少量利多卡因外洗。术后由于淋巴液回流障碍可出现龟头水肿，但一般随时间的推移会逐渐消失，提前告知患者可帮助做好心理准备。需要注意的是，包皮阴茎头炎发作期间禁忌行包皮环切术，应待炎症控制后进行。

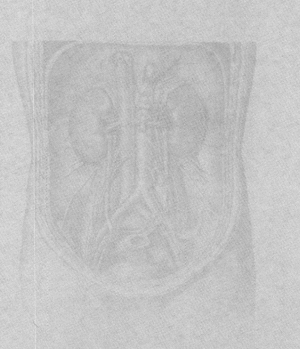

其他篇

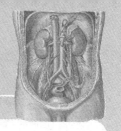

肾脏上的水泡泡

肾囊肿似乎是有遗传性的,至少在我们家是这样,外公有,妈妈有,姨妈有,舅舅有,我也有(目前还比较小,嘿嘿)。不过舅舅的肾囊肿不仅为多发性,体积还比较大,直径最大者 4 cm 多,但腰痛不明显,囊肿也没有压迫集合系统造成肾积水。舅舅体检发现肾囊肿后,就来问我怎么办。他自己也上网查了不少肾囊肿相关的内容,对肾囊肿的情况知道一些。

我个人觉得,大的囊肿可以治疗,毕竟还是有直径>4 cm 的。但也可以暂时不用处理,不处理的原因是囊肿没有造成明显的症状,也没有造成肾积水,对肾功能的影响有限。综合考虑各方面因素,权衡之后,我个人建议可以做经皮肾囊肿穿刺抽液术。这个操作创伤比较小,费用也比较省,还能减轻舅舅的担心,虽然治疗之后囊肿有一定的复发比例,但使用无水乙醇灼烧囊壁后还是有部分患者不会复发。

尽管如此,舅舅还是希望选择腹腔镜手术。他担心肾实质受压迫后对肾脏的功能产生影响,所以希望尽早治疗。经皮肾囊肿穿刺抽液术的成功率不如腹腔镜手术高,而他希望一次治疗成功。我还是尊重了舅舅的个人意见,把舅舅安排住进病房,请腹腔镜技术最好的施国伟主任给舅舅做了腹腔镜下肾囊肿去顶减压术(一种切除囊壁的手术,后文会具体介绍)。手术获得成功,舅舅康复出院。

不管在何地,肾囊肿都是一种常见疾病。在云南省怒江州兰坪县开展医疗帮扶工作期间,有一位外科医生的亲戚,80 多岁,患有双肾多发性囊肿,听说从上海来了一个泌尿外科专业的医生,所以家人特地从通甸镇某村驱车一个多小时,来找我咨询。CT 检查显示患者双肾多发性囊肿,最大直径约 4 cm,但是患者同样没有肾积水也没有腰酸,目前肾功能也正常。诊治完患者之后,我的建议是随访或者做经皮肾囊肿穿刺抽液术,没有必要做腹腔镜手术。虽然腹腔镜手术可以切除囊壁,是微创手术,但微创不是无创,手术总有风险,患者毕竟 80 多岁。而且,患者的情况目前不马上治疗,暂时也不要紧。这就是我诊治肾囊肿的思路。

一种常见的肾脏问题

肾囊肿是肾脏内出现大小不等的、与外界不相通的囊性包块,囊内充有淡黄色透明液体。单纯性肾囊肿,简称肾囊肿,是成年人肾脏最常见的一种结构异常,在肾囊性疾病中居首位。肾囊肿一般为单侧和单发,但也有双侧和多发者。随着年龄的增长,肾囊肿的发生率越来越高,30~40 岁间单纯性肾囊肿的发生率为 10%左右,80 岁时单纯性肾囊肿的发生率达到 50%以上。相当一部分的肾囊肿患者也伴有肝囊肿。

肾囊肿形成的机制

目前认为,单纯性肾囊肿起源于肾小管或集合管部位的梗阻。肾脏形成的尿液在排泄的过程中不畅,聚集在一起,慢慢增大,形成一个囊性的病变,肾囊肿里面其实就是肾脏产生的一些尿液的聚集。

还有一种疾病叫多囊肾，是一种遗传性的肾脏疾病，表现为双肾大小不等、多发性的囊肿，伴随肾功能的进行性损害。

对身体造成的影响有限

单纯性肾囊肿大多数为无症状性，常被偶然发现。当囊肿直径较大时，可出现腰背部疼痛，主要表现为侧腹部或背部隐痛，出现并发症时症状会加重。若囊内大量出血，使囊壁突然伸张，包膜受压，可发生腰部剧痛。继发感染时，除疼痛加重外，还伴发热、全身不适。一般不引起肉眼血尿，偶尔囊肿压迫邻近肾实质可引起镜下血尿。

诊断肾囊肿

肾囊肿的诊断主要依赖影像学检查，一般B超为首选检查方法，肾脏CT检查可确诊。①B超检查：典型的表现为病变区无回声、囊壁光滑、边界清楚；当囊壁显示不规则回声或有局限性回声增强时，应注意与恶性病变如囊性肾癌相鉴别；继发感染时囊壁增厚，病变区内有细回声；伴血性液体时回声增强。②CT检查：对B超检查不能确定者可行CT检查，也用于和肾积水、肾盏憩室、囊性肾癌等相鉴别。③磁共振检查：能帮助诊断和鉴别诊断。④囊肿穿刺和囊液检查：当B超、CT等检查不能确诊或疑有恶变时，可在B超引导下行囊肿穿刺，抽取囊液并化验，但目前较少使用。

腹腔镜肾囊肿去顶减压术

这是一种使用腹腔镜技术治疗肾囊肿的微创手术。在体内建立操作空间后，打开肾周筋膜，游离肾脏，显露囊肿所在的部位，在距肾实质约 0.5 cm 处切除突出于肾脏的囊壁组织,吸净囊液,最好再在肾周游离带蒂脂肪组织填塞囊腔,预防囊肿复发。这种手术设计的原理不是将囊壁完全切除或者从肾脏上完整剥离,而是打开封闭的空间,让囊液有出路,从而被周围的结缔组织吸收。术前谈话的时候,我会跟患者家属这么比喻,成功的手术做完以后,肾脏看上去就像表面有一个火山坑。并不是所有肾囊性疾病患者都要接受这种手术,仅当存在下列情况时才需要:①较大的单纯性肾囊肿,压迫肾实质或造成肾积水,影响肾功能者;②伴有明显的囊肿造成的腰痛症状者;③多房性肾囊肿影响肾功能或伴有症状者;④多囊肾有大的囊肿压迫肾实质时。术前应行肾脏增强 CT 等检查,以明确是囊肿还是肾积水或肾盏憩室,并了解患者脏器功能、有无手术禁忌证等。

其他治疗方法

大部分肾囊肿不需要治疗。若无肾实质或肾盂肾盏明显受压,也无腰痛症状或感染等并发症,不需治疗,也没有药物可吃,定期 B 超随访即可。若囊肿继发感染时,可采用抗生素治疗和囊肿穿刺引流。对较大且伴有症状的肾囊肿,还可行 B 超引导下肾囊肿穿刺抽液术,此种方法安全简便、损伤小,但容易复发,适用于不愿或不能行腹腔镜手术的患者,穿刺抽液后注入无水乙醇灼烧囊壁,破坏囊壁内表面分泌囊液的细胞,降低囊肿复发可能。

研究进展: 复杂性肾囊肿

8%～15%的肾囊肿临床表现比较复杂,称为复杂性肾囊肿。这个名字近来经常出现在 B 超及 CT 检查的报告中,引起了人们的关注。复杂性肾囊肿一般都有大小不一的多个囊肿,囊壁比较厚;囊与囊之间的分隔厚薄不均匀,有的还可以有钙化;囊液的密度可以不均匀,分型见图6。由于部分复杂性肾囊肿有可能发展为肾癌,有的患者会很紧张。

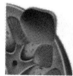 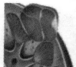

A.单纯性　B.Ⅱ型复杂性　C.ⅡF型复杂性　D.Ⅲ型复杂性　E.Ⅳ型复杂性

图6　肾囊肿的分型

随着医学研究的进展,人们对复杂性肾囊肿的认识逐渐提高。最近一项研究(共3 036个病例)发现,囊肿的大小与囊肿的复杂性关系并不大,复杂性肾囊肿发展为肾癌的概率也是很低的。Ⅱ、ⅡF、Ⅲ及Ⅳ型囊肿发生恶性肿瘤的患病率分别为9%、18%、51%和86%。即使复杂性肾囊肿发生肾癌,其后果也没有实质性肾肿瘤那么严重。在获得密切随访的80.7%的患者中,只有1例因肿瘤导致死亡(占0.3%),因此认为复杂性肾囊肿的病程是相对良性的。对于ⅡF型的复杂性肾囊肿,一般不需要手术治疗,只需在5年之内每4~6个月复查一次,观察囊肿大小、囊肿壁的厚薄、囊肿壁有无钙化等指标的变化。鉴于Ⅲ型囊肿患者的恶变率为51%,可采取更密切的随访方案。Ⅳ型复杂性肾囊肿的恶变率为89%,建议手术治疗。这样分类,既能避免大多数患者肾脏被切除的过度治疗,又能减少恶性肿瘤的漏诊。

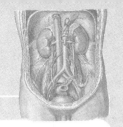

膀胱也有"多动症"

大家可能都听说过小儿有多动症,这是一种表现为与年龄和发育水平不相称的注意缺陷、活动过度的心理障碍,常伴有学习困难、品行障碍和适应不良。主要表现为注意力不集中和注意时间短暂,常常在听课、做作业或其他活动时注意力难以持久,容易因外界刺激而分心。还有活动过多,经常显得不安宁,手足小动作多,不能安静坐着,在座位上扭来扭去,难以从事安静的活动或游戏,所以称为多动症。

殊不知,膀胱也有"多动症"。曾写过一篇文章《尿路感染久治不愈?可能是结核在作怪》,说的是如果尿路感染一直看不好,要警惕泌尿系结核的可能性,不要漏诊。这里介绍另一种疾病,称为膀胱过度活动症(over active bladder,OAB),临床工作中碰到不少被误认为慢性尿路感染的膀胱"多动症"患者。这些患者多年来一直有尿频、尿急的症状,一直以为是慢性尿路感染,有时尿中会查到白细胞呈阳性,但更多的情况下是阴性结果。患者经过系统抗感染治疗后却没有效果,仍然存在尿频、尿急,严重时还会发生尿失禁。

经过检查,在排除其他疾病的情况下,考虑不是尿路感染,而是膀胱过度活动症,简单来说就是膀胱平滑肌比较好动,你的大脑没发出指令让它工作,它也会自行工作,发生收缩,产生尿意,导致尿频、尿急的症状。在检查确认使用安全性的前提下,我会给这类患者开具 M 受体拮抗剂,这类药物能抑制膀胱平滑肌的收缩,患者使用这种药物后,尿频、尿急的症状能得到好转。

正常人尿意的产生

首先来了解正常人的尿意是如何产生的,又是如何排尿的。膀胱平滑肌又称逼尿肌,在一定程度下,逼尿肌的活动不受外界影响。例如膀胱在空虚时,膀胱内压为 $0\sim5$ cmH_2O,即便膀胱充盈到 300 ml 容量时,膀胱内压仍维持在 $5\sim20$ cmH_2O 左右。当膀胱内的尿液贮存到一定量后,膀胱壁的机械性刺激感受器受牵拉而达到阈值,逼尿肌发生阵发性收缩,这时人就会产生尿意,即有排尿的感觉。这种膨胀刺激冲动引起的排尿感觉,由副交感神经感觉纤维传递到脊髓反射弧,再通过脊髓传导至大脑中枢,随后由大脑通过思维,判断是否有合适的环境可以排尿,然后再将排尿运动的冲动经过脊髓传导,通过交感神经输出纤维(盆神经)到达膀胱,促使逼尿肌强烈收缩,同时膀胱颈部及尿道外括约肌开放,使尿液排空。

尿频

正常人日间排尿一般为 $4\sim5$ 次,夜间排尿 $0\sim1$ 次,排尿次数超过这个范围即为尿频。尿频分为生理性尿频和病理性尿频。在大量饮水、精神紧张等情况下引起的尿频,属于生理性尿频。下列情况则可引起病理性尿频。①炎症性刺激:泌尿系统感染时,膀胱黏膜的敏感性增加使尿意中枢一直处于兴奋状态。②机械性刺激:膀胱内的异物、肿瘤、结石等对膀胱黏膜的机械性刺激可引起尿频。③膀胱邻近器官刺激:急性阑尾炎、盆腔感染、精囊炎、盆腔肿瘤等疾病均可刺激膀胱引起尿频。④膀胱容量减少:真正的膀胱容量减少见于膀胱内的占位性病变(如膀胱肿瘤和结石)、膀胱外的压迫(如腹腔的肿瘤、妊娠的子宫)、膀胱的挛缩(如膀胱结核),还有下尿路梗阻性疾病(如前列腺增生症、尿道狭窄)造成的残余尿过多、膀胱有效容量减少。⑤神经系统疾病:多发性神经硬化症、帕金森病等神经系统疾病引起的排尿反射紊乱可引起尿频。⑥各种原因引起的膀胱过度活动症。由此可见,尿频不只是尿路感染才会引起。

尿急

是指突然产生强烈的尿意而迫不及待地要排尿。尿急发生的机制是膀胱、尿道的神经末梢受到严重刺激,使脊髓排尿中枢的兴奋性超过了脊髓上排尿中枢的抑制作用,或脊髓上排尿中枢的抑制作用减弱。尿急最常见的原因是膀胱(特别是膀胱三角区)及后尿道炎症、结石等,常伴有尿频、尿痛,炎症刺激越严重,尿急也越严重。此外,各种原因引起的膀胱过度活动症、神经系统疾病引起的逼尿肌反射亢进、没有泌尿外科疾病的焦虑患者亦可出现尿急症状。可见,尿急也不只是尿路感染才会引起。

尿失禁

尿失禁是指膀胱内尿液不受主观控制地从尿道内溢出,按发生机制分为以下4种。

1. 压力性尿失禁 在咳嗽、大笑、打喷嚏等增加腹压的动作时发生不由自主的尿液漏出,多见于盆底结构松弛的妇女。

2. **充盈性尿失禁** 下尿路长期慢性梗阻产生尿潴留,膨胀的膀胱达到了顺应性的极限,当尿液增加使膀胱内压超过最大尿道压时,会有尿液不自主的排出,常见于前列腺增生、神经源性膀胱等。

3. **真性尿失禁** 尿道外括约肌损伤或伴有神经功能失常而不能关闭,丧失了控制排尿的能力,尿液不自主漏出。

4. **急迫性尿失禁** 在强烈尿急的情况下所产生的不由自主的尿液排出,这种情况的患者往往一有尿意就必须立即如厕,否则就会尿裤子,临床上多见于尿路感染、膀胱过度活动症等。

膀胱过度活动症(OAB)

前面讲述尿频、尿急、尿失禁的病因中,都提到了一种疾病,称为膀胱过度活动症。正常人可以随意控制膀胱,不想排尿时可在一定时间内随意延迟或中断排尿。但是有的患者排尿次数明显增多并且没有办法憋住排尿,感觉要排尿时就已经来不及了,甚至尿在裤子里,即急迫性尿失禁。多数人认为是患了尿路感染,但到医院检查时,尿常规化验却是正常的,这是怎么回事呢? 其实这是因为膀胱逼尿肌产生不自主的收缩引起的。

膀胱过度活动症又称不稳定性膀胱、膀胱逼尿肌不稳定,是指膀胱在储尿期自发或经咳嗽和其他刺激诱发的膀胱逼尿肌无抑制性收缩。根据国际排尿控制学会(ICS)的标准,在膀胱充盈期如果逼尿肌出现非自主性的收缩,强度达到 $15\ cmH_2O$ 时,即可认为存在不稳定性膀胱。在临床上不稳定性膀胱是一种以尿频、尿急和(或)急迫性尿失禁为主要症状的疾病。当患者感觉到尿意但尚能控制时,在正常尿道远端括约肌的帮助下可不发生尿失禁,临床只表现出尿频、尿急。膀胱过度活动症的诊断主要依据尿频、尿急和急迫性尿失禁的临床表现以及尿动力学检查,诊断前需要排除急性和慢性膀胱炎、下尿路梗阻、压力性尿失禁、男性生殖系统炎症等疾病。

OAB 的病因

少数 OAB 为神经病变引起,如脊髓损伤、多发性硬化、脑血管意外等,其产生机制为当中脑和大脑皮质或其下行神经纤维受到损害时,就不能对膀胱收缩发挥抑制作用,导致膀胱收缩增强,出现逼尿肌反射亢进。绝大多数 OAB 病因不明,可能的原因有:①膀胱出口部梗阻,如前列腺增生症,因长期排尿时膀胱内压升高,造成膀胱壁神经节和肌肉的损害;②排尿功能发育不全或退化,因排尿训练不当或控制排尿技能掌握不好;③心理状况不稳定,这类患者常有紧张、焦虑等心理改变;④膀胱的黏弹性改变,引起膀胱顺应性改变和自发收缩行为改变,进而引起膀胱活动亢进;⑤其他:妇科疾病如盆腔及生殖道炎症、子宫脱垂,肛门及直肠疾病如便秘、内外痔等。需要指出的是,OAB 可以伴随其他疾病,而不只是单独出现。

OAB 的治疗策略

对有明确原因引起的膀胱过度活动症,应消除原发病因,如对前列腺增生症引起,可行前列腺手术治疗。对病因不明的膀胱过度活动症,目前主要采取针对症状的治疗,减少对生活质量的影响,主要有保守治疗、口服药物治疗、肉毒杆菌毒素注射、电刺激治疗和外科治疗。保守治疗包括生活方式改变、膀胱训练、盆底锻炼等。药物治疗包括 M 受体拮抗剂、β₃ 受体激动剂、Ca 离子通道阻滞剂等。如无效,可以行膀胱壁肉毒杆菌毒素注射。再无效,可考虑行骶神经调节术,不过这项治疗的费用较昂贵。如上述措施均无效,那就只能考虑膀胱扩大术了。本文主要介绍膀胱过度活动症的行为治疗和药物治疗。

膀胱训练

应用膀胱训练的方法可以增加膀胱容量和延长排尿的间隔时间,使患者排尿情况得到改善,同时在患者心理上建立一个正性反馈作用,消除害怕心理,帮助树立信心。此方法虽然简单,但有时效果却非常显著,如同时结合药物治疗,效果更佳。在选择膀胱训练之前要进行全面检查,以排除任何可以引起 OAB 的器质性病变。刚开始训练时,排尿的间隔仍按患者原有的排尿频率进行,训练期间记录排尿日记,以后根据患者的接受能力和尿失禁次数的减少逐渐延长排尿间隔时间。此训练只在白天进行,夜间休息。膀胱训练适合症状较轻者,具有强烈的膀胱无抑制性收缩的患者不宜行膀胱训练。

药物治疗

目前应用于治疗膀胱过度活动症的药物仍以抗胆碱类药物为主,其次为 β₃ 肾上腺素能受体激动剂和直接作用于逼尿肌的药物。托特罗定(舍尼亭)是最常用的抗胆碱类药物,其主要作用机制是在神经末梢和神经节水平与乙酰胆碱竞争胆碱能受体,减少膀胱逼尿肌收缩,降低膀胱压力,增加膀胱容量。主要不良反应是口干、便秘和尿潴留。其他药物有阿托品、山莨菪碱(654 - 2)等。新

的药物有 β_3 肾上腺素能受体激动剂,可与膀胱的 β_3 肾上腺素能受体结合,抑制逼尿肌无抑制性收缩。Ca 离子通道阻滞剂通过抑制细胞外钙离子进入细胞内,降低膀胱逼尿肌张力,具有增加膀胱容量和减轻逼尿肌无抑制性收缩的作用。

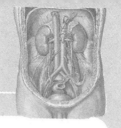

红色的尿液

作为一个泌尿外科医生，门诊经常会碰到血尿的患者。例如，有些女性患者突发尿频、尿急、尿痛，上厕所的时候发现尿液为红色，有时尿中还会见到形状不规则的血块。这些其实是尿路感染的患者，主要为急性细菌性膀胱炎，炎症导致膀胱黏膜血管破裂后出现血尿，经过抗感染治疗后血尿会缓解。还有的患者，突然出现一侧的腰痛，很多时候还伴有同侧腹部的疼痛，尿中也见到有血。这种情况很可能是输尿管结石，这时要做泌尿系 B 超检查，看看有没有肾脏积水和结石，不能确定的时候还要做泌尿系 CT 检查。还会碰到一些老年男性，小便出血，没有明显的尿痛，但是做 B 超检查时发现膀胱里有可疑的肿块。对于这样的患者就不能放过，必须进一步检查，例如膀胱镜、膀胱 CT 检查等，要警惕膀胱肿瘤的可能性。还有更多的老年男性患者，有良性前列腺增生的病史，平时有排尿困难、尿后滴沥、排尿等待，或者夜尿增多、尿频尿急的症状，突然有一天出现血尿，这也有前列腺部位出血的可能，因为增生的前列腺组织会充血水肿，血管破裂之后就会引发血尿。还有一些患者，他们除了血尿，还有眼睑水肿，尿检除了发现红细胞，还有大量的蛋白，B 超检查双肾和输尿管没有看到明显的异常。那时我会建议他们去肾内科门诊进一步检查，因为很可能他们患的是肾内科疾病,如肾小球肾炎、IgA 肾病等。

上述是门诊时比较常见的情况,还有一些不大常见原因引起的血尿。有一次,来了一个 20 几岁的大学生,小便出血很明确,但做了 B 超等检查后,泌尿系统没有发现任何的异常,除了患者提到的一个很特别的线索,就是尿血是在打篮球之后出现的,他之前也有过类似的情况。这是一种特殊原因的血尿,称为运动后血尿,剧烈的运动对肾脏产生影响,这是一种肾性血尿。有时还会碰到假性血尿,患者体检发现尿中有红细胞,所以来门诊进一步检查。她们是女性,会跟我提到尿检时正处于月经期,这时我会马上意识到尿液有被月经污染的可能,需要月经结束后再验小便。还有一次,碰到一个血尿患者,始终都是镜下血尿,从来没有肉眼血尿,做了各种各样的检查均没有发现明确的病因,最后膀胱镜检时发现,这个患者患有一种先天性的泌尿系畸形,叫做输尿管开口囊肿,就是输尿管开口部位有一个水泡,最后考虑这是引起镜下血尿的原因。

由此可见,血尿的原因五花八门,很多的疾病都会导致血尿,血尿是泌尿系统常见的一个症状。泌尿外科医生遇到血尿患者,更多考虑的是血尿的定性、定位和定因,会按照一定的思路,对患者进行系统的病史询问、体格检查和辅助检查。

血尿

血尿是指尿液中含有血。如出血量大,肉眼就能看到的称为肉眼血尿。如出血量小,肉眼常不能发现有血,必须用显微镜才能发现,称为镜下血尿。如出血后不久即排尿,尿液可呈鲜红色;如出血后在膀胱内停留了一段时间后再排出,则可变为深褐色;严重出血时,尿液中可有血凝块。尿液化验时,如每个高倍镜视野下红细胞计数≥3 个,临床上即诊断为血尿。血尿是泌尿系统疾病的一个常见症状,而泌尿系统以外的某些疾病也可导致血尿。

红色的尿液不一定是血尿

看上去是红色的尿液,并不一定就是血尿。发现红色尿液时首先应确定是否为真性血尿,即必须排除某些原因引起的假性血尿和红颜色尿。前者常由于月经、痔出血或尿道口附近疾患产生出血混到尿液中所致,后者在口服某些特殊药物(如利福平、奎宁)或者因某些毒物(如酚、一氧化碳、氯仿、蛇毒)、挤压伤、烧伤、疟疾、错型输血等导致血红蛋白尿或肌红蛋白尿时发生。怎么办?很简单,去医院化验尿液,看看里面有无红细胞即可。因此,对每一个怀疑血尿的患者,必须做尿常规检查,看看是否真的是血尿。

解密医生诊治血尿的思路

碰到怀疑血尿就诊的患者,泌尿外科医师一般根据这样的思路来进行诊治:①是不是血尿(定性);②发生在泌尿道哪个部位(定位);③什么原因引起的(定因)。

首先应确定是否为真性血尿,即必须排除某些原因引起的假性血尿和红颜色尿,如前所述,去医院化验尿液,看看里面有无红细胞即可。如每个高倍镜视野下红细胞计数≥3个,临床上即诊断为血尿。

其次,确定为真性血尿后,需要进行血尿的定位诊断。可以根据肉眼血尿出现的情况进行判断。①初始血尿:仅在排尿初始段的尿液中有血,随后尿液即逐渐变清,提示出血的部位位于尿道或膀胱颈。②终末血尿:仅在排尿终末的尿液中有血,提示出血的部位位于膀胱三角区。③全程血尿:整个排尿过程中所排出的尿液全有血,提示出血的部位位于膀胱颈以上。此外,还有尿道溢血,即血从尿道口不由自主地流出或滴出,与排尿动作无关。出血的部位一般位于尿道括约肌以下。

对镜下血尿而非肉眼血尿的患者,可以在尿检时做"尿三杯试验"。所谓"尿三杯试验",是指清洗外阴及尿道外口后,在一次完整的排尿过程中,将最初 10～20 mL 的尿液留于第一杯中,中间 30～40 mL 的尿液留于第二杯中,终末 5～10 mL 的尿液留于第三杯中。如仅在第一杯尿中有血,为初始血尿;仅在第二杯或第三杯有血尿,则为终末血尿;三杯均有血尿,则为全程血尿。

通过尿检还可帮助区分血尿来自肾实质还是尿路上皮。如在尿沉渣中发现管形,特别是红细胞管型,提示出血来自肾实质;血尿伴有较严重的蛋白尿几乎都是肾小球性血尿的征象;肾小球疾患导致的血尿,红细胞绝大部分是畸形的,形态各异,大小不同。

最后,还需进行其他辅助检查,如影像学检查(如 B 超、排泄性尿路造影、CT)、细胞学检查(如尿脱落细胞)、内镜检查(如膀胱镜、输尿管镜)、组织活检病理等,结合病史、体检,进行综合分析,帮助精确定位、明确病因。人体许多疾病的过程中会出现血尿,可分为泌尿外科疾病和非泌尿外科疾病两大类。但实际过程中,判断血尿的原因有时是一件非常困难的事情,有些患者甚至做了许多检查,最后仍无法确定。

血尿原因——泌尿外科疾病

就泌尿外科的范畴而言,可产生血尿的疾病主要如下。①肿瘤:泌尿系的肿瘤如肾肿瘤、输尿管肿瘤、膀胱肿瘤,特别是膀胱肿瘤会出现血尿,特点为间歇性和无痛性。②结石:输尿管结石导致的血尿大多伴有肾区的疼痛,有时可以表现为剧烈的绞痛(肾绞痛）。③梗阻：泌尿系梗阻也可以是血尿的一个原因，例如良性前列腺增生时，前列腺组织充血水肿会导致出血。④炎症：泌尿系感染时出现的血尿常伴有尿路刺激症状，急性炎症时还可以伴有发热、寒战等。⑤畸形：先天性盂管交界处梗阻、多囊肾、输尿管囊肿等先天性畸形在疾病发展的过程中可以出现血尿。⑥创伤：泌尿道遭受各种外伤（包括贯穿伤、钝伤、枪伤等）时，由于器官受伤而导致出血。

血尿原因——非泌尿外科疾病

非泌尿系统疾病可以引起血尿的也很多，常见的疾病如下。①尿路邻近器官疾病：急性阑尾炎、急性盆腔炎、直肠结肠癌等；②感染性疾病：细菌性心内膜炎、败血症、流行性出血热、猩红热、钩端螺旋体病、丝虫病等；③血液系统疾病：血小板减少性紫癜、过敏性紫癜、白血病、血友病等；④结缔组织病：系统性红斑狼疮、结节性多动脉炎等；⑤肾内科疾病：肾小球肾炎、肾病综合征等；⑥药物与化学因素：如磺胺类、环磷酰胺、汞剂、甘露醇、斑蝥等的不良反应或毒性作用；⑦其他：运动后血尿等。

泌尿系肿瘤的无痛性血尿

血尿是泌尿系统肿瘤的常见症状，特别是无痛性肉眼血尿往往是泌尿系统肿瘤的一个信号。膀胱肿瘤最主要的症状就是间歇性无痛性全程肉眼血尿，即血尿时有时无，时多时少，血尿可以持续几天，也可较长时间不出现。患者常常误认为疾病已经痊愈。出血量、血尿持续时间与肿瘤的恶性程度、肿瘤大小、范围和数目有一定的关系，但不一定呈正比。肾盂癌、输尿管癌、肾癌也可出现血尿,部分患者会因小血块而伴肾绞痛。凡 40 岁以上的人,出现无痛性肉眼血尿,应至医院进行系统检查,避免漏诊。

尿路感染也会出现血尿

血尿不是泌尿系肿瘤特有的症状,尿路感染如常见的急性细菌性膀胱炎也会导致血尿。尿路感染使尿路黏膜充血、水肿,容易引起出血。尿路感染时不仅会出现镜下血尿,感染严重时还可能出现肉眼血尿。据统计,约有 5％的尿路感染患者以肉眼血尿为主要临床表现,并伴有尿频、尿急、尿痛的尿路刺激症状。此外,血尿还可见于肾盂肾炎、尿道炎、前列腺炎等。

血尿也是尿路结石的常见症状

尿路结石引起血尿主要是因为结石在肾、输尿管或膀胱内移动,造成尿路黏膜机械性损伤出血而产生血尿,有时尿路结石还会造成泌尿系感染,造成尿路黏膜炎症性充血水肿而引起血尿。常见输尿管结石引发血尿的同时,还会出现肾绞痛,即突发性的一侧腰腹部疼痛。当出现血尿伴有肾绞痛时,可能是罹患输尿管结石的信号。

血尿原因不明怎么办?

前面提到,临床实际过程中判断血尿的原因有时是件非常困难的事情,有些患者甚至做了许多检查,最后仍然无法确定。在泌尿外科专业著作中,血尿就有一种特殊的类别,称为特发性血尿,意思是找不到任何明确病因的血尿。对一时无法明确血尿病因的患者来说,应该怎么办? 看门诊的时候,在病史询问、体检、常规检查如尿检和泌尿系 B 超后,若无必要再进一步检查,或者患者也不愿接受有创性检查(如膀胱镜),我一般会建议患者密切随访尿检和泌尿系 B 超,进行动态观察,对持续少量镜下血尿不必过于担心。但病史和初步检查若发现可疑问题,例如肿瘤,则需要及时跟进。

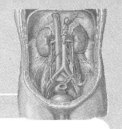

睾丸去哪儿了

对于男性来讲,睾丸是非常重要的生殖器官,因为它是产生精子和雄激素的部位。正常的睾丸应该位于男性的阴囊内,可以触及,但有些人不是这样。

曾收治了一位 16 岁的大男孩,初中三年级,在学校例行体检时医生发觉不对,左侧阴囊内是空虚的,摸不到睾丸。左侧的睾丸究竟去哪儿了呢?再进一步做 B 超检查,发现左侧腹股沟区域有睾丸样的组织,但体积较正常睾丸小,最终患者被诊断为左侧隐睾(腹股沟管型,该类型稍后会作解释)。虽然疾病诊断明确,但治疗方案的选择存在两难。一种方案是切除左侧的隐睾,因为隐睾保留下来有恶变的可能(也就是发生睾丸肿瘤),而且隐睾产生精子的功能也已受到相当的损害,保留下来的价值非常有限。但是若手术切除的话,睾丸可就真的被"搞完"了,一旦拿掉就再也无法挽回,它可是男性分泌雄激素和产生精子的器官,家属和患者都舍不得。另一种治疗方案是行睾丸下降固定术,就是通过手术把睾丸拉回并固定在阴囊里,但这也带来睾丸肿瘤发生的风险。因此,两种方案都有利有弊,没一种是十全十美的。应该讲,隐睾在新生儿期就必须筛查,治疗必须在 2 岁以前完成。回过头看,该例患者治疗困境的根本原因,在于患儿出生后家长不知道或没有及时认识到该问题的严重性，从而耽误了最佳的治疗时机，导致不得不在一个不好的时机权衡利弊，做出艰难的选择。

还曾遇到一位患者，大学本科在读，孩子是妈妈哭着带过来的，已经在其他医院看过，考虑晚期转移性睾丸肿瘤。B超发现左侧腹股沟型隐睾，且睾丸明显组织增大。抽血化验发现一种名为人绒毛膜促性腺激素（β-hCG）的睾丸肿瘤标志物异常增高，是正常人的数百倍。PET/CT检查（一种探测全身高代谢病灶的检查）发现左侧腹股沟区域、腹膜后及全身多处有高代谢病灶。综合考虑，诊断为左侧隐睾恶变引起的睾丸肿瘤，且伴有全身多处转移。可以手术切除恶变的隐睾，但剩下来的转移灶没有好的治疗方法，只能进行化疗。睾丸肿瘤的产生原因是隐睾，孩子出生以后，一侧阴囊空虚的状况家长居然未注意，而且到孩子青春期时大家都未发现。这样的患者就非常地可惜，因为这时医生能够做的非常有限。

从上述例子可以看出，隐睾若不及时发现和诊治，会导致严重的后果。因此，广大群众有必要了解隐睾的医学常识，并知道及时诊治这种疾病的重要性。幸运的是，据我所知，目前筛查隐睾患儿已成为我国新生儿出生后体检中重要的一项。

隐藏的睾丸

隐睾就是"隐藏的睾丸"。在胚胎发育的早期，睾丸的位置在腹腔内，随着胚胎的发育，睾丸的位置由腹膜后逐渐下降穿出腹壁降至阴囊。若在下降过程中睾丸中途停留在任何部位，如腰部、腹部、腹股沟管内环、腹股沟管或外环附近，导致阴囊内睾丸缺如，则称为隐睾，临床上又称为睾丸下降不全或睾丸未降。隐睾是小儿泌尿生殖系统最常见的先天性畸形之一，早产儿隐睾的发病率约为30%，足月产的男婴中约为3%，其中大约70%在出生后3个月内下降至阴囊内,到 1 岁时约有 1‰ 的男孩仍存在隐睾的问题。

隐睾的发病机制

导致隐睾的原因,总的来说仍不是十分清楚。目前认为可能与解剖学因素和内分泌因素有关,可以是单一的,也可以是两种因素均有。内分泌因素有雄激素分泌不足、靶器官对雄激素不敏感等,这些因素导致胎儿发育过程中睾丸缺少下降的动力,不能由腹膜后下降至阴囊。解剖学因素有睾丸引带过短、精索血管或输精管过短、腹股沟管狭小、阴囊发育不良、睾丸周围组织粘连等,这些解剖因素导致睾丸下降受到阻力,从而停留在下降路途中的某一位置。内分泌因素所致的隐睾多为双侧,单侧隐睾往往和局部解剖因素有关。

隐睾按位置分类

隐睾大部分为单侧,约 15% 为双侧。隐睾可根据其所处的位置分为腹腔内隐睾(隐睾位于腹股沟管内环以上)、腹股沟管隐睾(隐睾位于腹股沟管内环和外环之间)、阴囊高位隐睾(隐睾位于腹股沟管外环以下)、异位隐睾和可回缩的隐睾。其中,腹腔内隐睾通常无法被触及,腹股沟管隐睾和异位隐睾可能被触及,阴囊高位隐睾则可以被触摸到。

为什么小儿隐睾要尽早治疗?

隐睾不仅可导致睾丸发育不良和不育症,还容易导致睾丸恶变,有时还并发腹股沟疝、睾丸扭转和外伤,因此不容忽视,需要及时治疗,延迟治疗会使睾丸产生不可逆的改变。隐睾患者由于睾丸不在阴囊内,睾丸所处环境温度的升高可使睾丸生精上皮萎缩,阻碍精子产生,导致不育。隐睾除影响生育外,还有导致睾丸肿瘤的可能性,即使睾丸行下降固定术后仍有发生恶变的可能。腹股沟管隐睾患者发生睾丸肿瘤的概率较正常人高 4～6 倍,而且隐睾位置越高,发生恶变的概率越大。隐睾发生恶变的原因可能是隐睾的环境温度高于阴囊温度,生精细胞受到长期高温影响后发生基因改变,细胞发生癌变。如前所述,临床上曾碰到青春期就诊的患者,由于父母忽视,患儿幼时未接受治疗,就诊时已为晚期精原细胞瘤,伴有全身多处转移,失去了治愈的机会,所以对隐睾患儿必须及早治疗。

早期发现隐睾

隐睾的典型临床表现为患侧阴囊空虚、阴囊发育差,触诊阴囊内未扪及睾丸,可在腹股沟扪及睾丸样组织。隐睾常伴有腹股沟斜疝,并发嵌顿疝、睾丸扭转时,可出现阴囊或腹股沟疼痛。隐睾恶变后,局部可出现肿块,且伴有疼痛。影像学如 B 超、CT 和放射性核素检查可帮助隐睾的诊断。B 超是检查隐睾最为简便、快速的方法,不仅有助于腹股沟管隐睾的定位,还可以测量隐睾的大小,但难以辨别腹腔内的隐睾。所以,当男婴出生后,应观察两侧睾丸是否下降至阴囊内,是否可以触及。父母平时在为孩子换尿布或洗澡时,就应注意观察孩子的两个睾丸是否都在阴囊内,大小如何。若触摸不到睾丸,则要怀疑隐睾的可能性,应该到医院就诊,必要时行 B 超等检查帮助诊断。

隐睾的治疗方法

在新生儿期发现的隐睾可以定期观察,6 个月后隐睾自动下降的可能性极小,1 岁以后隐睾几乎不会自动降入阴囊,因此半岁后就应积极治疗。由于 2 岁后隐睾的生精上皮已出现了不可逆的组织学改变,所以对隐睾的治疗必须在 2 岁以前完成。治疗的方法主要包括内分泌治疗和手术治疗,目的在于促进睾丸下降到阴囊内,改善生育能力,改变外观缺陷,减少睾丸恶变倾向。①内分泌治疗:对不伴腹股沟斜疝者首选内分泌治疗。治疗多适用于 1 岁以内患儿,6 个月后即可开始使用。内分泌治疗的药物主要有绒毛膜促性腺激素(HCG)、促黄体生成素释放激素(LHRH)或者 LHRH+HCG 联用。②手术治疗:如内分泌治疗无效或并发斜疝或睾丸异位,都应于 2 岁内手术。手术方式包括开放手术和腹腔镜手术,腹腔镜手术在诊治高位隐睾时有明显优势。手术类型主要为睾丸下降固定术,需要游离松解精索,然后把睾丸固定于阴囊肉膜囊内,高位隐睾如果一次手术无法将隐睾下降至阴囊,可分两期进行手术。已萎缩的隐睾以及有恶变可能的隐睾,应手术切除。高位隐睾不能纳入阴囊者可行自体移植术。

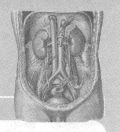

遇见"胎儿外科之父"

  我在多个场合做过同一个演讲,演讲的主题是我对科研的感受和认识,以故事的形式,讲述了我在美国加州大学旧金山分校(University of California San Francisco,UCSF)留学期间学习、科研的感受。其中第 1 个故事的主人公是 UCSF 的前小儿外科主任迈克尔·哈里森(Michael Harrison)教授。他从无到有,创建了胎儿外科这个崭新的学科,惠及了全世界千千万万的患儿,我通过这个故事意在分享科研的重要元素之一———创新。

  2011 年夏天,我经医院派遣,至美国加州大学旧金山分校开展为期一年的学习(图 7)。UCSF 于 1876 年创立,是一所医学院校,以医科、药学和生物技术研究闻名,数年来在美国医学类院校排名中一直位居前五,学校有诺贝尔奖获得者 3 人、美国科学院院士 34 人,并有许多历史之最,如第 1 次通过 DNA 重组技术产生疫苗,第 1 个发现朊病毒,是第 1 批证明 HIV 是艾滋病病原体的机构。

  除了在泌尿外科学习,我还担任了 UCSF 中国学生学者联谊会(Association of Chinese Students and Scholars,ACSS)的共同主席,和其他留学的学者和学生一起,组织了"通向伟大科学——对话杰出科学家(Lead to Great Science — Conversation with Excellent Scientists)"系列学术讲座,邀请包括诺贝尔奖获得者、美

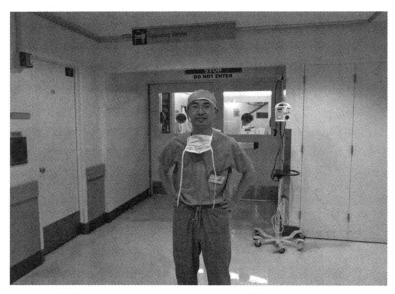

图7　2011～2012年在美国加州大学旧金山分校泌尿外科学习

国科学院院士在内的著名教授和学者给我们讲课。

在发言的专家和学者中,有一位就是迈克尔·哈里森(Michael Harrison)教授。哈里森教授是加州大学旧金山分校的小儿外科医生,也是世界上胎儿外科的先驱,被称为"胎儿外科之父"。有些先天性疾病发生在胎儿宫内发育期间,在孩子出生后,疾病已经对孩子的器官造成了不可逆转的病理改变和功能损害,儿科医生这个时候能做的事很少。哈里森目睹很多孩子和家庭因此遭受痛苦,他觉得需要做些什么改变现状。但他同时也知道若要改变现状,创新是必需的,需要突破原有的瓶颈和想象的可能。尽管很难,但最后他成功了!

现在,我们知道了,这个世界上有一种叫做胎儿外科的手术技术,简单地讲,就是在妈妈妊娠期间,打开子宫,暴露患病的胎儿,对胎儿进行手术,然后将胎儿放回子宫,关闭切口,继续妊娠,这样就能在疾病的病程早期进行干预。太神奇了！当我听到哈里森教授的演讲时,我非常惊讶和兴奋,虽然毕业于国内最好的医学院校之一,学习成绩也一直是佼佼者,但我从未听说过有如此这般的治疗方式。哈里森教授的演讲极大地开拓了我的眼界,触发了我对创新的再认识。

从遇到棘手的临床问题,到产生创新的想法,到在猴子中开展动物实验,然后在慎重选择的患者中开展简单的胎儿手术,到扩大手术适应证、开展更复杂手术,到在 UCSF 建立胎儿外科、培训青年医生并将他们派往几乎所有的美国各州建立胎儿外科部门,哈里森教授奋斗了 30 年,现在他的成就惠及了全世界成千上万的患儿,因此他被尊称为"胎儿外科之父"。如果当初没有创新的想法,现在可能就不会有胎儿外科。

胎儿外科简介

20 世纪中期以前,医学界将新生儿作为救治的最小的对象。随着对各种先天性畸形自然病程的深入认识,医学界逐渐意识到宫内干预有可能改变某些严重先天性畸形的病程和预后。对于在宫内有生命危险或者一出生就必须接受紧急处理的先天性畸形者,有必要在胎儿期进行外科干预,这就是胎儿外科。胎儿外科作为一门新兴的医学科学,根据各种产前诊断技术早期诊断胎儿发育异常,并在胎儿期通过胎儿镜、开放式胎儿宫内手术等胎儿外科技术,治疗危及胎儿生命的疾病和在出生后难以矫治的畸形,从而改善患儿预后,提高患儿生存质量。

以后尿道瓣膜为例

在胎儿外科干预的疾病中,有一种泌尿系统先天性疾病,称为后尿道瓣膜。后尿道瓣膜是男性患儿下尿路梗阻病因中最常见的一种,发病率为每 5 000~8 000 个男婴中有 1 例,对胎儿进行 B 超检查时发现每 1 250 例中有 1 例。后尿道瓣膜造成的后果是对尿路不同程度的梗阻,梗阻程度决定了其病程发展。严重者造成双肾积水,还可能进一步影响器官发育,造成双肾发育异常和肺发育不良,此类患儿很难存活。梗阻轻者少见,由于梗阻程度相对较轻,症状不明显,只是在患儿长大后出现轻度排尿不适症状。

后尿道瓣膜的危害

后尿道瓣膜症造成尿路梗阻,在胎儿期所引起的主要危害是原肾组织在腔内高压环境下发育势必会产生尿路发育的异常,膀胱、输尿管平滑肌和肾实质的结构和功能受到损害,其主要病理生理过程如下。①膀胱功能障碍:患儿往往并发几种膀胱逼尿肌功能的异常,包括原发性肌源性障碍、无抑制性膀胱、低顺应性膀胱。膀胱功能障碍不仅表现为尿失禁,而且表现为膀胱内压增高。②膀胱输尿管反流:其中大多数继发于膀胱内压增高、输尿管憩室和膀胱输尿管连接部功能丧失。③肾积水、肾功能受损:肾积水继发于膀胱和输尿管内压增高,肾功能受损可能是肾实质发育不良、肾积水、感染性肾萎缩或由于肾脏超滤而导致渐进性肾小球硬化的后果。

后尿道瓣膜的诊断

由于产前检查技术的提高，很多先天性泌尿系畸形疾病可于胎儿期被检出，也为宫内胎儿手术提供了先决条件。后尿道瓣膜的被检出率仅次于肾盂输尿管连接部梗阻、巨大梗阻性输尿管，居第 3 位。2/3 的后尿道瓣膜病可经产前 B 超检查发现，主要表现为肾和输尿管积水（多为双侧）、膀胱壁肥厚、膀胱膨胀、前列腺尿道长而扩张、羊水量减少。B 超检查还可发现继发于尿路梗阻的尿性腹水，尿液多由肾实质或肾窦漏出。肺脏发育不良常与后尿道瓣膜病一起出现，可能是由于胎儿期羊水减少妨碍胸廓运动和肺脏的扩张造成的。如后尿道瓣膜在胎儿期未被发现，新生儿期可表现为排尿滴沥甚至尿潴留、呼吸窘迫，腹部体检时可触及胀大的膀胱、积水的肾脏并发现腹水，超声检查、排尿期膀胱尿道造影和尿道镜检可帮助诊断。

出生后治疗

胎儿外科建立以前，只能在孩子出生后进行干预，治疗措施的选择取决于肾功能情况及患儿年龄。首要治疗是经尿道或膀胱置管引流或膀胱造瘘，纠正水、电解质失衡，控制感染，尽可能保护肾功能并使肾功能最大限度地得到恢复。待肾功能改善、一般情况好转后，再行经尿道或膀胱电灼或激光切除后尿道瓣膜。术后还要密切随访，观察膀胱是否能排空、肾功能恢复如何、有无复发性尿路感染，并视情况作相应处理。

胎儿外科治疗

由于患儿出生后,泌尿道已经发生了不可逆的病理改变,因此治疗效果欠佳,而且有相当一部分患儿因在宫内肾脏和肺器官发育不良,很难存活。由于后尿道瓣膜的产前早期诊断、胎儿外科的建立与发展,后尿道瓣膜症的治疗效果目前已大大提高。胎儿外科的治疗方式通常是在膀胱与羊膜腔之间放置分流管,通过旁路的办法解决尿道梗阻,尿液可分流至羊膜腔中,膀胱得到减压,进一步防止膀胱输尿管反流、肾积水、肾功能损害及腹水的产生。此操作应在超声监测下进行。此外,也有少数几个中心开展了宫内膀胱造口术。

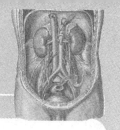

肾外伤与汽车设计的另类研究

　　我曾在美国加州大学旧金山分校（UCSF）进行为期一年的学习，主要包括泌尿外科的临床、科研和教学方面。学习期间，生活充实，每日忙得不亦乐乎，观摩手术，参加查房和疑难病例讨论，参加科研培训和教学培训，参与科研项目，参加学术讲座和学术会议，还参加了部分 UCSF 的泌尿外科住院医师培训课程。

　　UCSF 的泌尿外科住院医生培训项目是全美最佳单位之一。弗兰克·亨曼（Frank Hinman Jr.）教授于 1915 年成为 UCSF 附属医学中心泌尿外科首任科主任，他是《泌尿外科手术图集》(*Atlas of Urologic Surgery*) 的主编。埃米尔·塔纳霍（Emil A. Tanagho）教授是科室的第 3 任科主任，是《史密斯普通泌尿外科学》(*Smith's General Urology*) 的主编，这两本书均是泌尿外科界的经典之作。在历任科主任的带领下，科室重视培训年轻医师，每年吸引全美很多医生报名参加这儿的住院医师培训项目。泌尿外科住院医生培训项目有一个很好的传统，就是会定期邀请外院教授进行交流，给住院医师们指导，这样年轻医师们不仅能学习到本单位前辈们传授的知识，还能向院外的教授请教，博采众长。

　　我在 UCSF 访学期间，科室邀请了西雅图华盛顿大学附属医院泌尿外科的亨特·韦斯塞尔（Hunter Wessells）教授来访。韦斯塞尔教授是美国泌尿外科学会的委员，因为在肾损伤领域开展了卓有成效的研究工作，受到美国泌尿外科学界的尊重。他向我们介绍了一项有趣的关于汽车设计制造与肾损伤的研究。该研究通过分析美国碰撞损伤与工程网络数据库的数据，研究了机动车碰撞导致肾损伤的机制。研究人员对每一个病例的信息进行审查，并进行统计分析，以发现可能的重要损伤机制。最后研究发现，当汽车发生侧面碰撞时，汽车侧门板的突出部位撞击乘客腰部，是造成肾损伤的重要机制。进而，他们根据研究结果呼吁汽车生产商在汽车设计制造时去除汽车侧门板的突出部位。这样的研究很有趣，也很有价值，可促进社会交通安全。这项研究也告诉人们，肾损伤在人体腰部受到外力时容易发生，因为这个部位只有肌肉而没有骨性组织保护内部的肾脏。

　　临床工作中我们会碰到肾损伤的患者，基本是急诊患者。平时参加泌尿外科值班，会碰到一些外伤后血尿的患者，这些患者有腰部受伤史，多半是在车祸或是意外摔伤后出现血尿，为肉眼血尿或者仅仅是化验发现镜下血尿。首先是做 B 超检查，看看肾脏有没有裂伤、有无肾周血肿等。如果发现异常，可能还要再做 CT 检查，进一步明确肾脏损伤的程度。同时，还要查血常规，看看血红蛋白和红细胞比容，并注意观察患者的生命体征如血压、脉搏。比较严重的情况是碰到患者肾脏裂伤伴有休克，血压进行性下降，红细胞比容进行性下降，这个时候需要急诊手术。更多的时候是 B 超检查没有发现明显异常，如果患者不愿进一步做 CT 检查，就需要观察生命体征，定期复查血、尿常规和泌尿系 B 超，同时使用预防感染和止血药物，并绝对卧床休息。

肾损伤的病因和分级

肾脏在解剖上位置较深，而且受到胸廓、脊柱、肌肉和腹腔的保护，一般不容易受伤，只有在遭受严重暴力打击时才会发生。常见的肾外伤原因为交通事故、意外摔倒致腰部外伤、拳打足踢等。损伤的种类有闭合性和开放性两大类，前者包括肾挫伤、肾部分裂伤、肾全层裂伤、肾蒂血管破裂，后者包括枪弹伤、刀刺伤。肾损伤在临床上按严重程度分为 5 级：肾挫伤或肾包膜下血肿（1 级），肾实质裂伤<1 cm（2 级），肾实质裂伤>1 cm（3 级），肾全层裂伤伴尿外渗（4 级），肾蒂血管损伤或肾脏严重碎裂（5 级）。

肾损伤的诊断

肾损伤的诊断主要依据腰部外伤史、临床表现、实验室检查和 CT 检查。

1. 临床表现　血尿（重度损伤可出现肉眼血尿，轻度损伤则表现为显微镜下血尿，若输尿管、肾盂断裂或肾蒂血管断裂时可无血尿）、休克（严重肾损伤尤其合并其他脏器损伤时，会引起创伤性休克和出血性休克，甚至危及生命）、疼痛（疼痛由局部软组织挫伤或骨折所致，也可由肾包膜张力增加引起，偶尔还可因输尿管血块阻塞引起肾绞痛）、腹部包块（当肾周围血肿和尿外渗形成时，局部发生肿胀而形成肿块）、发热（因肾周血肿、尿外渗所致）。

2. 实验室检查　对腰腹部受伤且疑有肾损伤的患者应行尿常规检查，看有无血尿，必要时导尿观察。检测血红蛋白可帮助判断出血程度。

3. B超检查　可初步了解肾损伤的程度以及肾周血肿的情

况,但轻度损伤者可无明显异常。

4. CT检查 可精确了解肾实质损伤的程度、范围以及血、尿外渗的情况,同时发现合并的其他脏器损伤,对肾损伤的诊断和随访有重要价值。

5. 肾动脉造影 疑有肾蒂血管损伤时可行肾动脉造影检查,但应在病情稳定时进行。在肾动脉造影确诊后,还可行选择性肾动脉栓塞治疗。

肾损伤的治疗

分非手术治疗和手术治疗。

1. 非手术治疗 适用于损伤较轻、无休克症状的闭合性肾损伤患者,如肾挫伤或肾部分裂伤,主要措施包括:①绝对卧床休息至少2周,较重者延长。②止血:应用止血药,必要时给予输血。③预防感染:给予广谱抗生素,预防继发感染。④严密随访:观察血压、脉搏和呼吸,监测血红蛋白和红细胞压积以了解出血情况的变化,复查CT。

2. 手术治疗 适用于以下患者:①进行性出血伴休克,腰腹部肿块持续性增大。②血红蛋白持续性下降。③同时伴有其他脏器的损伤或有腹膜炎症状。④肾蒂血管损伤。⑤开放性肾损伤并感染,或有异物残留。手术方法主要有腰部探查和肾周引流、肾切除术、肾部分切除术、肾修补术、肾血管修补术、肾动脉栓塞等。

腰部外伤后注意事项

大多时候腰部受到外伤很难提前预防,那么万一发生后要注意什么呢?①要警惕肾损伤的可能。根据前面讲述的肾损伤诊断方法,最好立即至医院检查,至少要查尿检和肾脏 B 超,必要时查 CT。如果出现肉眼血尿、休克的表现,更要立马至医院就医,不得延误,否则可能有生命危险。②若发生轻度的肾损伤,采取保守治疗,需要绝对卧床休息,虽然给生活带来不便,但此举非常重要。同时,要留心有无病情加重的临床表现(如血尿加重、休克等),并随访复查血、尿常规和肾脏 B 超。

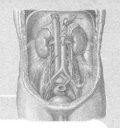

循证医学的传播

　　2017年的春天,我参加了由复旦大学临床流行病学和循证医学中心主办的"循证医学复旦论坛"(图8),论坛的主题是"循证医学与合理医疗"。循证医学是一种理念,它要求临床医师在临床决策实践中同时考虑当前所能获得的最佳证据、临床医师的技能和

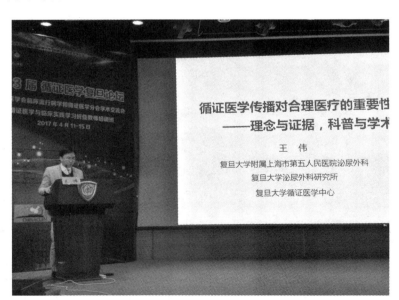

图8　2017年在"循证医学复旦论坛"上的演讲

经验、患者的期望和价值观。近20多年来,循证医学在中国得到了长足的发展。论坛邀请了国内外临床流行病学和循证医学领域的专家齐聚复旦大学,就循证医学理念及其相关技术在临床实践的应用进行研讨,就合理医疗、减少过度诊断和过度治疗等问题进行深入交流。

论坛的主题之所以定为"循证医学与合理医疗",是因为2017年初国际著名医学杂志《柳叶刀》大篇幅地刊载了关于合理医疗(right care)的系列文章,论述了合理医疗的定义、现状、存在问题的原因和对策,引发了全球医学界的关注,其中特别指出了循证医学的传播是合理医疗的重要因素。我围绕循证医学的传播做了一次演讲,题目为"循证医学传播对合理医疗的重要性——理念与证据,科普与学术"。在不合理医疗的原因中,一个很重要的因素就是循证医疗的缺失,医务人员不根据最新证据进行循证医疗,患者不知道或者不相信循证证据,都会导致医疗过度或医疗不足。因此,循证医学在医务人员和患者两个群体中的有效传播,对实现合理医疗是非常重要的。那次的演讲,旨在从循证医学的理念与证据、科普与学术等角度出发,阐述循证医学传播对合理医疗的重要性,以期引起国内医疗界和社会公众的重视。

合理医疗的定义

《柳叶刀》在文章中给出了合理医疗的定义,即"病情需要的、患者想要的、临床有效的、可以获得的、公平公正的、合理应用资源的、帮助患者达到最佳健康水平的医疗措施"。如果说合理医疗的概念显得抽象,那不妨先来看看什么是不合理的医疗。不合理的医疗包括医疗过度(overuse)和医疗不足(underuse)两个方面。医疗过度是指采取了不能延长生命或提高生活质量的弊大于利的治疗;医疗不足则是指未采取能延长生命或提高生活质量的成本效益更好的医疗措施。如果医疗过程中没有医疗过度或医疗不足，那就是合理医疗。

医疗过度和医疗不足

《柳叶刀》委托全球知名专家组成研究团队,考察世界各地的医疗服务,发现无论是高收入国家还是中等和低收入国家,都存在着不同程度的医疗过度和医疗不足,即不合理医疗。①医疗过度比较常见,一个典型的例子就是甲状腺癌的过度诊治。《新英格兰医学杂志》报道韩国甲状腺癌的发病率 20 年内增长了 15 倍,成为世界上发病率最高的国家(70/10 万),并称之为甲状腺癌"海啸"。由于甲状腺癌具有生物学惰性,很多患者接受了不必要的手术,存在着严重的过度诊治。中国则因为居高不下的剖宫产率,被《柳叶刀》指出存在过度手术。一项研究发现中国农村地区的剖宫产率竟然达到了惊人的 46%,远远高于欧美国家。②另一方面,医疗不足的例子也不少。在美国,不少急性心梗后的患者未按照指南标准持续使用药物,心梗 1 年后仅 66% 继续使用 β 受体阻滞剂,63% 继续使用血管紧张素转化酶抑制剂,66% 继续使用他汀类降脂药物,尽管研究已经证实这些药物能极大地改善心梗患者的预后。在中国,房颤患者未遵循指南要求使用抗凝治疗的比例较高,2014 年中国国家卒中登记研究发现,只有 19% 的非瓣膜性房颤患者在使用抗凝治疗。

光有证据不行，理念也很重要

循证医疗的缺失,很多时候不是因为缺乏循证证据,而是临床医师循证理念的缺失。医务人员不根据最新证据进行循证医疗，是不合理医疗的重要原因。例如，房颤的患者需要抗凝治疗，否则容易发生血栓脱落导致脑栓塞，这已经得到研究证据的支持，并被写入了指南。但 2014 年中国国家卒中登记研究发现，只有 19％的非瓣膜性房颤患者出院后使用华法林抗凝治疗，医生担心患者的出血风险增加是最主要的原因。再如，前列腺癌诊断的金标准是前列腺穿刺活检，活检的推荐针数已由最初的 6 针上升到如今的 10～12 针，研究证据显示针数的增加将敏感度提高了 15％～16％，而出血等并发症的风险却并未显著增加。但在基层医疗中仍有不少医生采用原始的 6 针法，原因是担心针数增加会导致穿刺后出血等风险的增加。这些例子说明，如果医师没有循证医学的理念，不遵照证据或指南进行循证医疗，即使有再好的研究证据还是不行。因此，光有循证医学的证据不行，循证医学的理念也很重要。

重视循证理念在医务群体中的传播

循证医学，意为"遵循证据的医学"，是指"慎重、准确和明智地应用当前所能获得的最好的研究证据。要实现合理医疗，就要在医务人员中传播循证医学的理念，让医务人员相信并正确使用循证医学。首先，要意识到循证医学的必要性。当今医学科学发展迅速，每天均有许多医学论文发表，改变我们的临床实践，因此临床实践不是一成不变的，这就要求当代医师在掌握医学教科书的基础上，采取循证医学的方法，将医学研究的最新成果用于临床实践，为患者提供最佳治疗，这样才能赶上时代的脚步。其次，要相信循证医学的科学性。循证医学的证据绝大多数经过科学评价，达到一定的质量和等级后才纳入指南，应用于临床。高等级的证据往往遵循科学的研究设计，拥有较高的研究质量，研究结果具备相当的可信度。再次，要正确理解循证医学的内涵。同时结合医生个人的专业技能和临床经验，以及患者的价值观和意愿，将三者完美地结合从而制定出患者的治疗措施"，即在医疗决策中将临床证据、个人经验与患者意愿三者相结合。因此，循证医学不是只凭证据，也要同时兼顾医师的个人经验和患者的价值观，进行临床决策需要兼顾循证医学的 3 个基本要素。最后，要进行合适的循证医学培训。通过讲座、学习班、大学课程等各种形式进行循证医学教学，帮助医务人员和医学生掌握循证医学的实施步骤，熟悉快速评阅证据的方法，使医务人员能采取循证医学的方法，将医学研究的最新成果运用于临床实践，为患者提供最佳诊疗。

光有学术不行，科普也很重要

循证医疗的缺失，很多时候不是因为循证医学的学术研究做得不好，而是循证医学的大众科普出现了问题。患者对循证医学的不了解和不信任，也是不合理医疗的重要原因。随着生活水平的提高，人民群众更加关注自身健康，但大多数患者对医学知识完全不懂或略知一二，往往会产生复杂的技术和设备会带来更好疗效的错误观念，从而迷信新药物和高端诊疗设备。患者或家属这些错误的就医心理及不科学的就医行为也为过度医疗推波助澜。例如，前列腺癌容易出现骨转移，需要行骨扫描来确定，但这并不是对所有的前列腺癌患者普遍适用，而是仅限于骨转移风险较高的患者，低危和中危患者没有必要做，而且骨扫描也有辐射。但美国的一项关于不恰当使用骨扫描的研究发现，21% 的低危患者和48% 的中危患者至少做过一次骨扫描，每年由此而产生的医保费用高达1130万美元。虽然指南不推荐中低危患者进行骨扫描,但患者自身的担心是造成过度检查的重要原因之一。再如,中国存在抗生素滥用的问题,一项研究显示有57%的急性腹泻患者不恰当地使用了抗生素,在过度使用抗生素的原因中,患者的要求是重要的原因之一。这些例子说明,即使临床研究的证据再好,即使临床医师进行循证医疗,没有患者的信任和接受,也会导致不合理医疗。因此,光有循证医学的学术研究不行,对患者进行循证医学的科普也很重要。

重视循证医学在社会公众中的科普

要实现合理医疗,就要在患者中传播循证医学,让患者理解和相信循证证据,一个方法就是建立医患共同决策(SDM)的诊疗模式。首先,共同决策模式强调患者参与决策的必要性。在临床决策中除了要考虑循证证据以外,还要考虑患者的需求和价值观,过分重视证据而忽视其他因素如患者价值观、医疗环境、经济学成本等,容易导致不合理的医疗决策,这也是循证医学的内涵所在。其次,共同决策模式强调医生解释证据的重要性。医生应当用通俗的语言向患者进行说明,帮助患者理解循证证据,必要时可制定帮助决策的图表,使决策过程更加形象,最终的决定由患者在充分知晓各种选择的利弊后做出。再次,共同决策模式有助于维护医患关系。在医患关系面临考验的形势下,推行医患共同决策,打破了长期存在的由医生主导的医患关系,逐渐过渡到互相平等的医患关系,患者和家属的知情权和话语权得到充分尊重,在一定程度上减轻了医生的压力和责任,有利于医患双方互利共赢。此外,还可以通过各种科普平台,如报刊、网站、微信公众号、电视、广播等,对社会大众宣传循证医学的概念和要点,帮助理解循证决策的过程,有助于医患共同决策过程得到患者充分的理解,最终做出适宜的医疗决策。

光有循证不行,综合解决是王道

不论是在全球,还是在中国,不合理医疗的原因相当复杂。《柳叶刀》在系列文章中将不合理医疗的原因划分为"知识""经济"和"关系"3个领域,其中每个领域又可在全球、国家、地区和个体的不同水平细分。医务人员循证医学理念的缺失、患者对循证医学的不了解和不信任均属于"知识"这个领域,但另两个领域也存在着不合理医疗的重要原因。①"经济"领域:泌尿系结石的过度手术是一个例子。泌尿系结石是常见疾病之一,近年来各种微创手术发展迅猛,在结石的治疗中占据了主导地位,而体外冲击波碎石(ESWL)常常被有意无意地边缘化了。然而ESWL才是近乎无创的治疗手段,国内外尿石症的诊治指南中,ESWL都占有重要的一席之地。造成我国ESWL使用较少的原因是其定价过低,医院连碎石机的成本都难以收回,因此极大地限制了其在临床上的应用。②"关系"领域:日益尖锐的医患矛盾会导致过度医疗。面对医患纠纷增多的不争事实,一些医护人员在医疗过程中会采取"自卫性"诊疗保护自己,例如在医学允许的范围内进行全面检查,包括一些没有必要的检查,由此造成过度检查。不合理医疗的原因是多方面而复杂的,因此,合理医疗的实现仅仅强调循证医学的传播还不够,应当采取综合的解决方案。

循证医学传播对合理医疗的重要性

实现合理医疗,避免医疗过度和医疗不足,是全球面临的难题。如何解决这个难题，离不开循证医学的实践。在这过程中，循证医学理念的传播非常重要。不仅要重视循证证据的产生，还要重视循证理念的传播，促进循证医疗的践行；不仅要重视循证学术研究，还要重视公众科普，促进循证医疗的认可。这既是循证医学面临的挑战，更是循证医学发展的机遇。

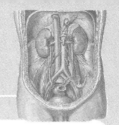

主要参考文献

1. European Association of Urology. EAU guidelines. Retrieved from：http：// uroweb. org/guideline/2019-6-13.

2. 王吉耀. 循证医学与临床实践. 第四版. 北京：人民卫生出版社，2019.

3. Saini V，Garcia-Armesto S，Klemperer D，et al. Drivers of poor medical care. Lancet，2017,390(10090)：178～190.

4. 屠民琦，施国伟. 阴囊及其内容物疾病咨询. 上海：上海交通大学出版社，2016.

5. 孙颖浩. 机器人泌尿外科手术学. 北京：人民卫生出版社，2015.

6. 那彦群，叶章群，孙颖浩. 中国泌尿外科疾病诊断治疗指南(2014 版). 北京：人民卫生出版社，2014.

7. 施国伟. 泌尿男生殖系肿瘤防治咨询. 上海：上海交通大学出版社，2014.

8. 何家扬. 尿路感染. 北京：中国医药科技出版社，2013.

9. Wein AJ，Kavoussi LR，Novick AC，et al. Campbell-WalshUrology (10th Edition). PA，USA：Saunders Elsevier，2012.

10. 何家扬. 泌尿系结石咨询. 上海：上海交通大学出版社，2012.

11. 周任远. 男科疾病咨询. 杭州：浙江科学技术出版社，2012.

12. 何家扬. 前列腺疾病咨询. 杭州：浙江科学技术出版社，2011.

13. 何家扬. 泌尿系梗阻性疾病. 上海：上海科学技术文献出版社，2005.

14. 王文章. 专家解答排尿疾病. 上海：上海科学技术文献出版社，2005.

15. 吴阶平. 吴阶平泌尿外科学. 济南：山东科学技术出版社，2004.

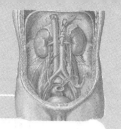

致谢

　　值全书写完之际,蓦然回首,往事历历在目。从最初的设想,到出版基金的申请,到写作纲要的策划,到具体内容的撰写,最后到书稿的修改和审校,想表达的词汇有很多,但最想说的还是"感谢"二字。

　　首先,感谢我的患者。这本书中所描述的医学故事都是我的亲身经历,故事中的人物是我在学习和工作中遇到的真实患者。与他们的接触,不仅给我留下很深的印象,也给了我写作这本书的素材,更给了我创作这本书的动力。因为我知道,把他们的故事讲给更多的人听,就可以把医学知识送达更广的范围。我坚信,医务工作者仅仅做好医疗工作还不够,还需要拿起科普的武器,向社会普及医学知识。

　　其次,感谢我在医学和科普领域的老师。师者,传道授业解惑也。不仅要感谢他们在医学知识教授、临床技能培训、职业生涯发展中的指导和培养,还要感谢他们在医学科普领域的指点和引领。在何家扬和施国伟两位上海市重点专科学科带头人的带领下,科室创作了一部又一部泌尿系统疾病的科普书籍,取得了良好的社会反响。参与这些科普图书的编写工作,不仅培养了我们医学科普的能力,更激起了我们医学科普的社会责任感。

本书的出版得到闵行区科普项目基金资助,要感谢资助方上海市闵行区科学技术委员会和闵行区科学技术协会,感谢复旦大学附属上海市第五人民医院科研科韩晓洁女士和徐小凤女士在申请基金过程中的帮助。

感谢杨秉辉教授与何家扬教授,他们是医学科普的前辈,不仅愿意百忙之中抽空为我审阅书稿,提供宝贵的修改意见,还欣然为本书作序。

感谢上海市科普作家协会、上海市卫健委"医苑新星"健康讲师团的各位专家,他们在本书的策划、撰写和修改中提供了无私的帮助和宝贵的建议。

感谢复旦大学出版社贺琦编辑、顾潜编辑,没有他们在书籍编辑、排版、校对等过程中的辛勤工作,就没有本书的顺利出版。

本书在撰写过程中参考了一些医学书籍、专业文献和网络资料,在参考文献部分注明并向原作者表示感谢。

感谢"达医晓护"医学科普全媒体平台。我曾撰写了一些医学科普短文,将医疗工作中的实际经历写成故事,引出科普知识点,通过在"达医晓护"平台刊出,得到人民网、今日头条、搜狐网、网易新闻、中国医疗等媒体转载,收到了较好的效果,这个尝试也直接促成了我继续采用此种方式撰写本书的想法。

我还要感谢我的家人,他们不仅给我鼓励,还是本书的第 1 批读者和参谋者。他们分担了更多的家务,让我有时间能够从事本书的创作。他们阅读了本书的初稿,从非医学人士的角度提出修改意见,使本书得到完善。甚至,正如你们在某些章节中所读到的,他们就是故事中的患者。

最后,衷心感谢所有在学习、工作和生活中给予我鼓励、支持和帮助的朋友。把下面这句话送给大家,更送给我自己——

"心存善念,志存高远!"

谨上

2019 年 9 月

图书在版编目(CIP)数据

从"难言之隐"到"心头敞亮":泌尿外科行医札记/王伟编著.—上海:
复旦大学出版社,2019.11(2020.2重印)
ISBN 978-7-309-14636-3

Ⅰ.①从…　Ⅱ.①王…　Ⅲ.①泌尿外科学-诊疗　Ⅳ.①R69

中国版本图书馆 CIP 数据核字(2019)第 208854 号

从"难言之隐"到"心头敞亮"——泌尿外科行医札记
王　伟　编著
责任编辑/贺　琦

复旦大学出版社有限公司出版发行
上海市国权路 579 号　邮编:200433
网址:fupnet@fudanpress.com　http://www.fudanpress.com
门市零售:86-21-65642857　　团体订购:86-21-65118853
外埠邮购:86-21-65109143
上海四维数字图文有限公司

开本 890×1240　1/32　印张6.375　字数147千
2020 年 2 月第 1 版第 2 次印刷

ISBN 978-7-309-14636-3/R · 1764
定价:38.00 元